Mütterspiegel

Einiges über richtige und falsche Säuglingspflege

von

Dr. med. **Ella Runge**

Kinderärztin in Detmold

Mit einer Einführung

von Prof. Dr. St. **Engel** in Dortmund

und zahlreichen Abbildungen

Zweite, vermehrte Auflage

München

Verlag von J. F. Bergmann

1929

ISBN-13:978-3-642-89296-7 e-ISBN-13:978-3-642-91152-1
DOI: 10.1007/978-3-642-91152-1

Druck von Carl Ritter, G. m. b. H., Wiesbaden.

Einführung.

Die fortschreitende Entwicklung der Fürsorge für Säuglinge, Mütter und Kinder bringt es mit sich, daß sich die Methoden immer wieder ergänzen und erneuern müssen. Immer mehr muß Wert darauf gelegt werden, daß auch die letzte Mutter darüber unterrichtet ist, wie ein Kind wirkungsvoll und mit dem höchsten Maße von Sicherheit aufgezogen wird. In diesem Sinne ist es wichtig, sich in Wort und Bild, in einfacher Sprache, unmittelbar an Frauen und Mädchen zu wenden. Nicht nur muß ihnen das Richtige gesagt werden, sondern noch eindringlicher müssen ihnen alte, eingewurzelte, oft unbegreifliche Fehler vors Auge geführt werden. Nur so wird es möglich sein, Frauen und Mädchen heranzubilden, welche nicht mehr alten überlieferten Aberglauben, sondern frisches und freies Wissen haben und weitergeben. In diesem Sinne ist das vorliegende Heft zu verstehen, und in diesem Sinne begrüße ich es. Die besondere Art der Darstellung und der Bilder wird ihre Wirkung gewiß nicht verfehlen.

Professor Dr. Engel.

Inhaltsverzeichnis.

I. Einleitung.

Wir leben in einer Zeit, in der für die meisten Berufe eine Fachausbildung gefordert wird. Hebammen, Krankenschwestern, Lehrer, Ärzte, Ingenieure, Chemiker usw. dürfen heute ihren Beruf nur ausüben, nachdem sie in einer Prüfung bewiesen haben, daß sie die dafür erforderlichen Kenntnisse haben. Für manche Berufe, Seeleute, Eisenbahner u. a. wird sogar verlangt, daß man sich vor der Ausbildung einer Prüfung unterzieht, um feststellen zu lassen, ob die körperlichen und geistigen Anlagen für den gewählten Beruf ausreichen.

Nur bei einem Beruf wird durchaus keine Vorbildung verlangt, und doch ist es einer der wichtigsten und verantwortungsreichsten: der Beruf der Mutter.

Niemand findet etwas dabei, wenn ein Mädchen völlig unerfahren in die Ehe tritt, und oft genug ist das eigne Kind das erste, das die junge Frau je angerührt hat. Seine Pflege und Aufzucht soll sie gefühlsmäßig richtig machen; es wird angenommen, daß Liebe und guter Wille sie vor Fehlern bewahren werden; es pflanzt sich auch durch helfende Großmütter und ältere Freundinnen eine gewisse Überlieferung von Kinderstube zu Kinderstube fort. Eine fachmännische Belehrung glaubt man deshalb entbehren zu können.

Es hat sich aber gezeigt, daß die Erfolge dieses Verfahrens sehr wenig befriedigend sind. Ein unverhältnismäßig großer Teil der lebend und lebensfähig geborenen Säuglinge geht nach kurzer Zeit zugrunde. Früher machte sich das weniger bemerkbar, als noch große Familien von 6, 10 und mehr Kindern an der

Tagesordnung waren. In alten Lebensbeschreibungen lesen wir von 12 Kindern, von denen 4 in früher Jugend starben, oder von 9, von denen 2 oder 3 starben. Immerhin blieben dabei 8 bzw. 6 und 7 übrig, und das Glück der Familie war nicht auf die Dauer gestört. Heute ist das anders. Die gesteigerten Lebensansprüche einerseits, die Folgen des Krieges: wirtschaftliche Not und Wohnungselend andrerseits haben das Großziehen von Kindern so erschwert, daß Familien von 1—3 Kindern die Regel geworden sind. Reißt in diese kleinen Familien der Tod eine Lücke, ja stirbt etwa das einzige Kind, so wird das viel schmerzlicher empfunden als wenn eins aus einer großen Schar abgerufen wird. Aber abgesehen von dem Kummer, den der Tod eines geliebten Kindes macht, muß man bedenken, welch große Opfer an Kraft und Geld vergeblich gebracht sind, wenn ein Kind stirbt. Volkswirtschaftlich gedacht ist das verlorenes Kapital. Wir, ein geschlagenes Volk, können uns aber keine Verschwendung von Menschenkraft und materiellen Mitteln mehr leisten. Wir müssen es erreichen, auch in bescheidenen Verhältnissen und im ungünstigen Milieu von Großstädten die lebensfähigen Kinder nicht nur am Leben zu erhalten, sondern auch zu kräftigen leistungsfähigen Menschen aufzuziehn.

Wie kann das geschehen?

Seit Jahrzehnten hat die Wissenschaft daran gearbeitet, die Lebensbedingungen des Kindes zu erforschen. Welche Ernährung und welche Behandlung gesunde Entwicklung verbürgen, das ist festgestellt worden. Diese Erkenntnisse sind aber noch in viel zu geringem Maße in die Öffentlichkeit gedrungen, und daher wird auch nicht danach gehandelt. Nach wie vor behält die alte Kinderstubenweisheit die Herrschaft. Aberglauben und Unsitten schädigen die Kleinen an der Gesundheit und führen sogar nicht selten den Tod herbei. Es ist beschämend, zu gestehen, daß auf anderen Gebieten, z. B. in der Landwirtschaft, längst anerkannt ist, daß die Wissenschaft der Praxis den Weg weisen muß. Sowohl die Zucht von Getreide und Rüben als die von Tieren erfolgt nach streng wissenschaftlichen Grundsätzen. Nur bei unsern eigenen Kindern hinken wir nach!

Das Wissensgebiet vom gesunden und kranken Kinde ist schon so groß geworden, daß eine Frau jetzt 2—3 Jahre lernen muß, ehe sie die Prüfung bestehen kann, welche ihr von Staats wegen die Befähigung zur Pflege von Säuglingen zuspricht. Die „Befähigung zur Pflege von Säuglingen" sollte doch eigentlich jede Mutter haben, nicht wahr? Es wäre nun zwar praktisch undurchführbar, jede werdende Mutter einer Prüfung zu unterziehen; aber jede gewissenhafte Frau sollte sich aus eigenem Antriebe so vorbereiten, daß sie ein derartiges Examen nicht zu scheuen brauchte. An Stelle der Prüfung tritt ja für sie die praktische Aufgabe, ihr Kind selbständig großzuziehen, und wenn sie da versagt, ist es viel viel schlimmer, als in 10 Examens durchzufallen.

In diesen Zeilen soll nun einander gegenübergestellt werden, wie es gemacht werden soll und kann, und wie es leider oft gemacht wird. Die Mütter sollen sich im Spiegel sehen und ihre Fehler und Schwächen erkennen. In Deutschland sterben jährlich über 60000 lebensfähige Kinder, weil sie nicht richtig behandelt werden.

Mütter, lernt eure Kinder richtig pflegen!

II. Ernährung.

a) An der Brust.

Muttermilch ist nie schlecht.

Die richtige Nahrung für den Säugling ist die Milch seiner Mutter. Sie ist immer frisch und warm und immer gut. „Schlechte" Muttermilch gibt es nicht. Mütter, laßt euch nicht einreden, wenn euer Kind auch bei Brusternährung mal erkrankt, eure Milch sei schuld! Eins ist zwar richtig: nicht jede Milch ist ganz gleich. Bei einer Frau ist sie vielleicht ein wenig fetter als bei der anderen. Aber diese kleinen Unterschiede machen gar nichts aus. Selbst wenn die Brustmilch zu den weniger fettreichen gehört, ist sie immer noch hundertmal besser als alles andre, was man dem Kind sonst etwa geben könnte.

Jede Mutter kann stillen.

Ja! Höre ich sagen, ich würde mein Kind auch am liebsten stillen — es ist ja so wunderschön, ein Kind an der Brust zu haben — aber wenn ich nun keine Milch habe? Was soll ich dann tun?

Darüber brauchen wir uns gar nicht den Kopf zu zerbrechen, denn das gibt es nicht. Eine Frau, die ein Kind geboren hat, hat auch Milch, freilich hat nicht jede gleichviel und auf die Dauer genug. Aber bei richtiger Behandlung der Brust gelingt es fast immer, wenigstens für die ersten Tage und Wochen genug zu erhalten. Und das ist ungeheuer viel wert. Jeder Tag, um den man die Einführung der Flasche hinausschieben kann, ist ein Gewinn. Wenn nur nicht die Mütter gar so schnell bei der Hand wären mit dem Eingeständnis, dessen sie sich eigentlich schämen sollten: ich kann nicht stillen. Sowie das

Kleine brüllt, heißt's schon: „Mein Kind wird nicht satt, ich habe nicht genug, ich muß die Flasche geben" — schnell fertig ist die Jugend mit dem Wort. Zu wenig Milch.

Nein, ihr lieben Mütter, dann müßt ihr nicht gleich die Flasche geben, sondern viel was Besseres. Wir versuchen die Brust besser in Gang zu bekommen.

„Ach, das hilft ja doch nichts! Was hab ich alles gegessen! Alle Präparate, die's in der Apotheke dafür gab, hab ich durchprobiert, jede Woche ein andres auf „al" oder „in". Und Köstritzer Bier hab ich getrunken und Bohnenkaffee bis mir ganz schlecht war. Eine Figur hab ich gekriegt wie 'ne Tonne, aber keine Milch." Unnütze Mittel zur Milchsteigerung.

Ja, ja! Das war freilich weggeworfenes Geld und nutzlose Quälerei. Hast du denn aber eine vernünftige Stillordnung eingehalten? Lange Pausen gemacht und jedesmal nur eine Brust gegeben? Nein? Dann kannst du gar nicht mitreden. Es kommt alles darauf an, daß die Brust ganz leer wird bis auf den letzten Tropfen, dann füllt sie sich am besten wieder und dann wird sie allmählich milchreicher. Daß eine Kuh oder eine Ziege sorgfältig ausgemolken werden muß, das weiß jeder. Bei der Frau ist's geradeso. Wenn man zu oft anlegt, ist das Kind nicht richtig hungrig und gibt sich nicht die Mühe, die letzten Tropfen herauszuziehen. Darum ist vierstündliches Anlegen für die Brust das beste. Der richtige Weg.

Ach, aber das arme Kind! jammern nun die guten Mütter. Solch lange Pausen, das hält's ja nicht aus! Mein's schreit oft schon nach ein oder zwei Stunden vor Hunger!

Wirklich vor Hunger? Es scheint gar nicht bekannt zu sein, daß es auch noch andre Gründe zum Schreien gibt als nur Hunger. Keine Sorge, daß vierstündliche Nahrungspausen dem Kinde schaden könnten! Im Gegenteil! Es dauert 3—4 Stunden, ehe der Magen des Kindes eine Mahlzeit fertig verarbeitet hat.

Ehe das geschehen ist, soll man ihn nicht wieder von neuem füllen. Die langen Pausen sind also auch für's Kind gut.

Ein Kind, das gründlich ausgeruht mit leerem Magen zur Mahlzeit kommt, saugt kräftig und zieht sich den letzten Tropfen herbei. Es wäre verkehrt, wenn es die Brust schon ziemlich leer hat und sich plagen muß, aus Mitleid geschwind die andere zu reichen, die noch reichlich fließt. Dann gewöhnt es sich an das Halbaustrinken und dann geht die Milchbildung zurück. Bald ist das Kind auch an beiden Brüsten nicht mehr satt zu kriegen.

Wenn man große Pausen macht, jedesmal nur eine Brust gibt und für gründliche Entleerung derselben sorgt, wächst die Milchmenge.

„Ja, wenn aber mein Kind nun nicht dazu zu kriegen ist, die letzten Tropfen herbeizuziehen? Sondern immer wieder losläßt und kläglich schreit? Dann hilft doch nichts, dann muß man ja die Flasche geben?!"

Nein, auch dann nicht. Allerdings können schwache und sogenannte trinkfaule Kinder erhebliche Schwierigkeiten machen. Aber dann kann man sich anders helfen. Entweder man benutzt eine Milchpumpe aus Glas oder man drückt die Milch mit den Händen ab. Die letztere Methode ist die ergiebigste. Wie es gemacht wird, zeigt euch die Hebamme oder die Fürsorgeschwester in der Beratungsstunde. Die abgedrückte Milch wird wieder erwärmt und mit einem Löffel verfüttert. So kann man es auch machen, wenn die Mutter schlechte Warzen hat die ihr Kind nicht fassen kann.

„Ja, wenn wir das gewußt hätten!" heißt es nun. „Dann hätten wir auch noch länger stillen können!"

Ja, liebe Frauen, habt ihr denn da gefragt, wo ihr die beste Auskunft erhalten konntet? Beim Kinderarzt in der Mutterberatungsstelle? Oder nur bei euren Freundinnen und Nachbarinnen?

Wenn man auf alle Nachbarinnen hört.

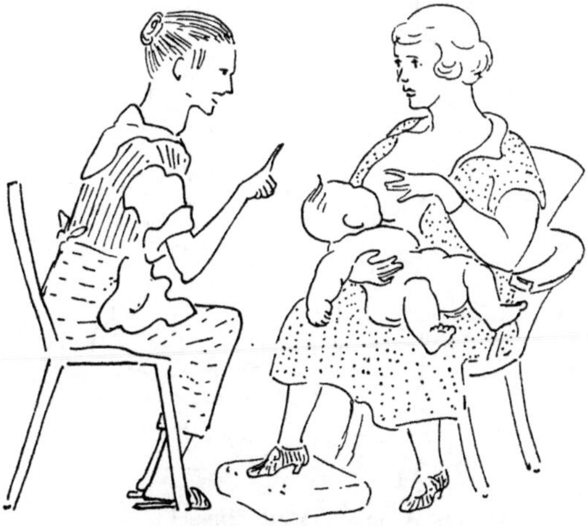

1. Das machen Sie total verkehrt,
   Die Brusternährung ist nichts wert.

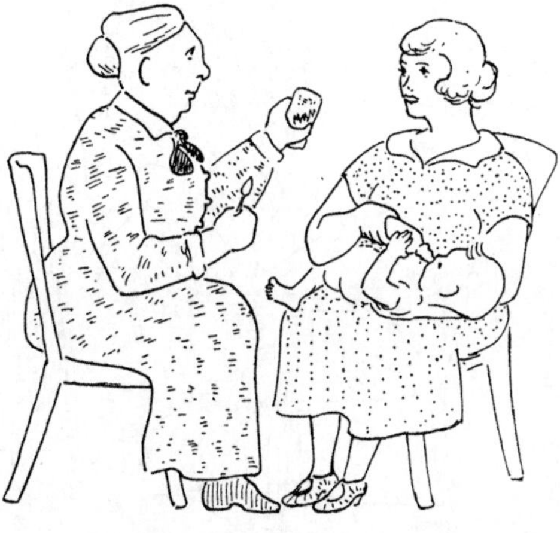

2. Mein Kind, ich spreche aus Erfahrung,
   Dies Mehl hier ist die beste Nahrung.

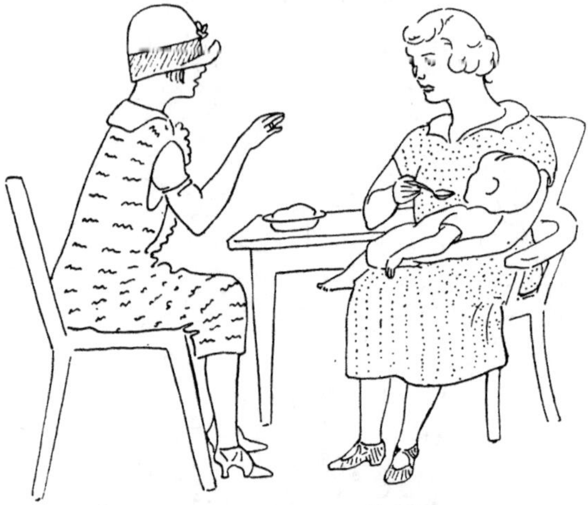

3. Sie tun zu wenig Fett hinein!
Nur Butter macht ein Kind gedeih'n.

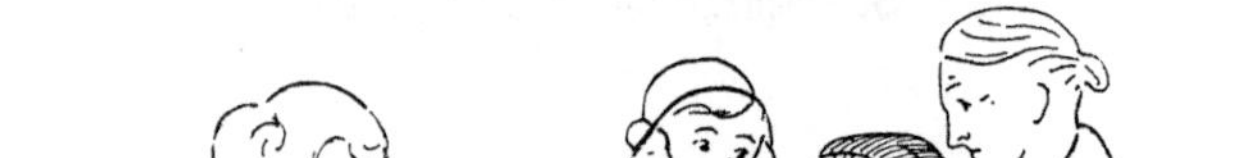

4. Ein jedes Kind ißt gerne Kuchen,
Auch Süßwein sollten Sie versuchen.

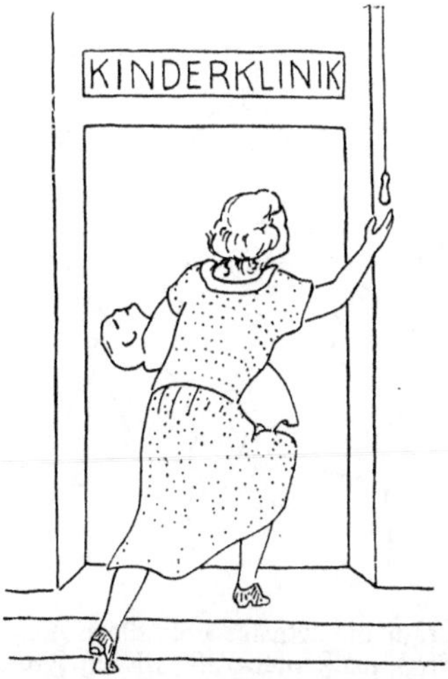

5. O Schwester! Doktor! Große Not!
O helft! Mein Kind ist beinah tot.

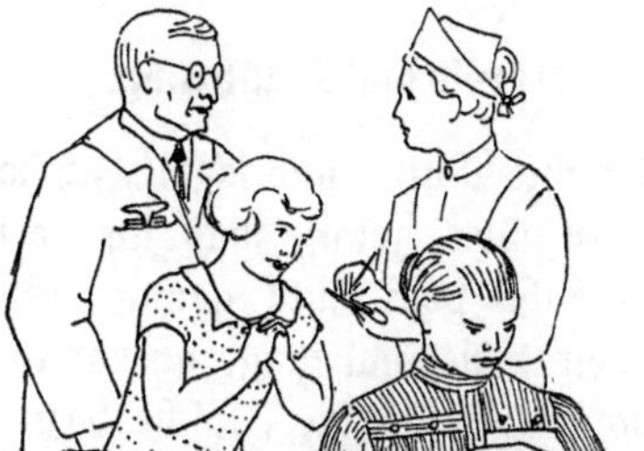

6. Der Doktor läßt ihm Brustmilch geben,
Das rettet ihm allein das Leben.

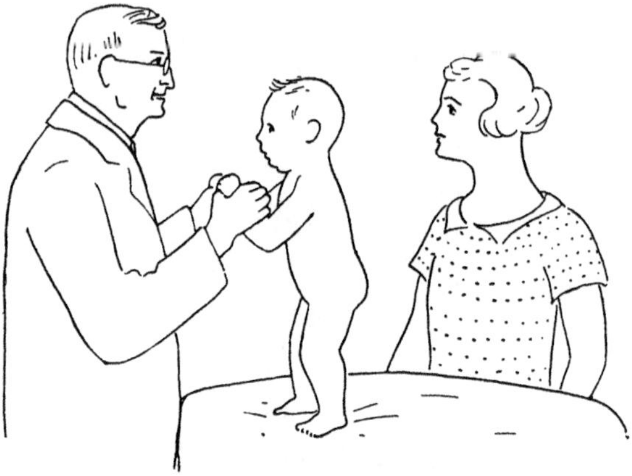

7. Da sprach die Mutter voll Vertrauen:
Der Arzt weiß mehr als all die Frauen!
Sie glaubte nicht mehr jedem Munde,
Kam pünktlich zur Beratungsstunde.

b) Künstliche Ernährung.

Wann muß man zur Flaschenernährung greifen?

Jetzt kommt aber eine Mutter und sagt: „Ich habe bei meinen zwei älteren Kindern alles getan, was im vorigen Abschnitt angegeben ist und habe doch nicht genug Milch bekommen, um sie satt zu machen. Diesmal fange ich gar nicht erst an mit Stillen, ich muß ja doch gleich die Flasche dazu geben."

Und eine andre sagt: „Ich bin Witwe und muß tagsüber auf Arbeit gehen, ich kann darum nicht stillen."

Und eine dritte sagt: „Ich fühle mich krank. Wenn ich stille, wird es schlimmer werden und ich muß vielleicht sterben."

Ja, das sind Fälle, wo Flaschenernährung nötig werden kann. Jede Entbundene hat Milch, aber bei etwa $^1/_5$ aller Frauen ist es auch bei richtigem Verfahren auf die Dauer nicht genug, um ihr Kind zu sättigen. Auch ist die Mutter leider manchmal durch einen Beruf verhindert, sich ganz ihrem Kinde zu widmen. Aber es wäre ganz falsch, deshalb von vornherein ganz auf die Brust zu verzichten und nur künstlich zu ernähren! Das Wenige, was du hast, gib deinem Kinde! Wenn du arbeiten mußt, lege wenigstens morgens und abends zwei- oder dreimal an. Das nützt schon sehr viel. Bei der sogenannten „Zwiemilchernährung" gedeiht ein Kind fast so gut wie ein richtiges Brustkind.

Zwiemilchernährung.

Wenn du dich aber zu schwach fühlst zum Stillen, geh erst zum Arzt! Es gibt wirklich einzelne schwere Krankheiten, die der Mutter das Stillen nicht erlauben, weil es ihre Gesundheit schädigen würde. Wer fürchtet, an einer solchen schweren Krankheit zu leiden, muß sich vom Arzt untersuchen lassen. Der wird dann entscheiden müssen, welches das kleinere Übel ist: Das Selbststillen für die Mutter oder die Flaschenernährung für den Säugling. Denn die Flaschenernährung ist ein Übel und eine Quelle von Gefahren für das Kind. Von je 3 Flaschenkindern stirbt eins im ersten Lebensjahr. Wenn man ein Neugeborenes ohne zwingende Notwendigkeit zur Flaschenernährung verdammt, tut man dasselbe als wenn man sein erwachsenes Kind mutwillig der Ansteckung mit Cholera auslieferte. Von drei Cholerakranken stirbt nämlich auch im Durchschnitt einer. Auch hier besteht also noch eine gewisse Aussicht, daß das Opfer am Leben bleibt; dennoch würde man eine Mutter, die so etwas täte, unbedenklich eine Verbrecherin nennen. Wann wird die Aufklärung so weit reichen, daß auch die ohne Not nicht stillende Mutter als Verbrecherin gilt?

Wie gefährlich Flaschenernährung ist.

Jede künstliche Ernährung ist immer nur ein Ersatz für Muttermilch. Es erhebt sich die Frage: welche Nahrung ist der beste Ersatz? Wenn man bedenkt, daß es kein Kindernährmittel gibt, das nicht als „bester Ersatz für Muttermilch" angepriesen wird, und daß es außerdem noch Kinder gibt, die mit Kuh- oder Ziegenmilch in den verschiedensten Mischungen mit

Der „beste" Ersatz für Muttermilch.

Schleim, Mehl, Gries oder Reis prächtig gediehen sind, dann merkt man schon: es kann nicht so ganz einfach sein, herauszufinden, welches wirklich das beste ist. Die Antwort auf die Frage nach dem besten Ersatz für Frauenmilch lautet denn

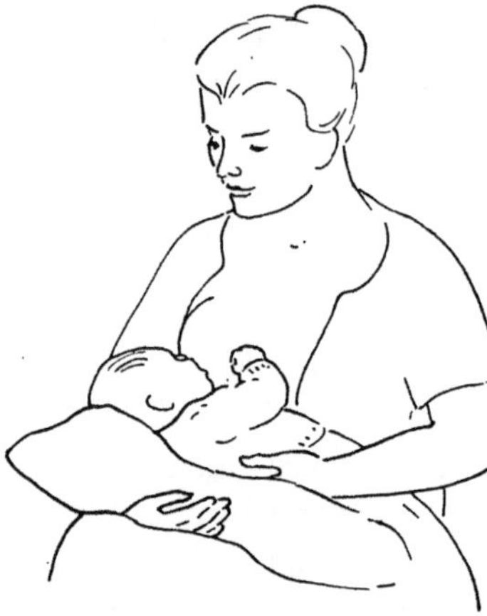

Richtig:

Diese Mutter erfüllt ihre Pflicht gegen das Kind.

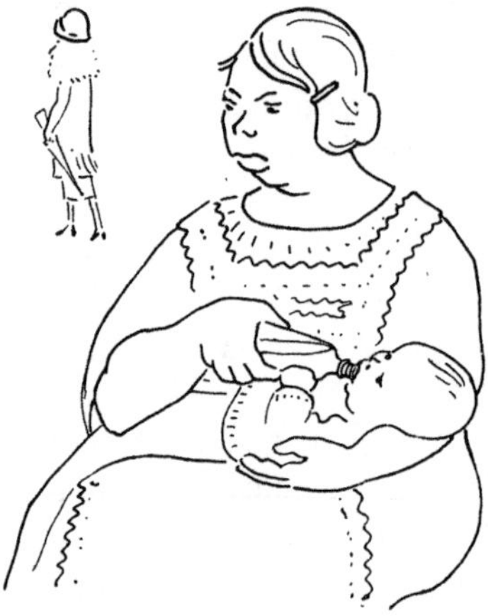

Falsch:

Diese Mutter erfüllt „gesellschaftliche Pflichten" und überläßt einer Fremden ihr Kind.

auch nicht: „die und die Milch in der und der Zubereitung", sondern „das kommt auf das Kind an." Jede künstliche Nährmischung hat ihre Nachteile; die eine diesen, die andre jenen. Jedes Kindchen hat seine bestimmte körperliche Eigenart. Eins z. B. neigt eher zur Verstopfung, eins eher zu Durchfall, eins verträgt kein Fett, ein andres dagegen gedeiht nur bei fettreicher Kost, usw. usw. Dementsprechend verhalten sich auch die Kinder den verschiedenen künstlichen Nährmischungen gegenüber ganz verschieden. Dieselbe Nahrung, die dem einen glänzend bekommt, kann bei einem andern gänzlich versagen. (Nur die Muttermilch

Keine Nahrung paßt für jedes Kind.

paßt immer.) Ich werde mich deshalb auch hüten, hier eine Nahrung zu empfehlen. Es könnte sich ja jemand danach richten, bei dem es gerade schlecht wirkte. Und dann soll ich es nachher gewesen sein. Es ist ganz unmöglich, eine künstliche Nahrung anzugeben, die bestimmt jedem Kind zuträglich ist. Dagegen kann ich mehrere nennen, die unter allen Umständen verkehrt sind, obwohl sie sich ziemlicher Beliebtheit erfreuen. Dazu gehört z. B. die Ernährung junger Säuglinge mit Vollmilch, sei es von Ziege oder Kuh. Denn diese Tiermilchen sind ganz anders zusammengesetzt als Frauenmilch. Das Verhältnis von Eiweiß und Salzen (Baustoffen) zu Fett und Zucker (Brennstoffen) ist darin dem Bedarf der Kälber und Zicklein angepaßt. Das ist aber ganz etwas anderes als was das Menschenkind braucht. Weil Kalb und Zicklein sehr viel schneller wachsen, haben sie mehr Verbrauch an Baustoffen; weil sie größer sind und mit Fell bekleidet, haben sie weniger Wärmeverluste zu decken und daher einen geringeren Verbrauch an Brennstoffen. Die Tiermilch ist also gar nicht ohne weiteres für das Menschlein geeignet, und vor allem ist es ganz verkehrt zu sagen, es sei das „Natürlichste", rohe Tiervollmilch zu verabreichen. Freilich ist das Natürlichste immer das Beste, aber ist denn dies natürlich? Natürlich ist nur die Ernährung an der Mutterbrust. Die Tiermilch muß erst durch Verdünnung und Zusatz der fehlenden Brennstoffe der natürlichen Kost etwas ähnlicher gemacht werden, um brauchbar zu sein.

Falsche Ernährung. Warum Vollmilch nicht gesund ist.

Ein noch viel verhängnisvollerer Fehler ist es, ein Kind ganz ohne Milch aufziehen zu wollen. Daß dies immer noch hier und da geschieht, ist zum Teil darauf zurückzuführen, daß manche Nährpräparate, besonders die sogenannten Kindermehle, mit ganz irreführenden Anweisungen in den Handel gebracht werden. Ausschließlich damit ernährte Kinder gehen ausnahmslos zugrunde, denn in dem Mehl sind nicht alle für den Körper notwendigen Bestandteile enthalten. In Verbindung mit Milch

Falsche Ernährung mit Kindermehl.

verwendet schaden die Kindermehle nichts, bringen aber gegenüber dem viel billigeren Hafer- oder Weizenmehl keinen Vorteil — außer für ihren Hersteller!

Das Kindermehl.

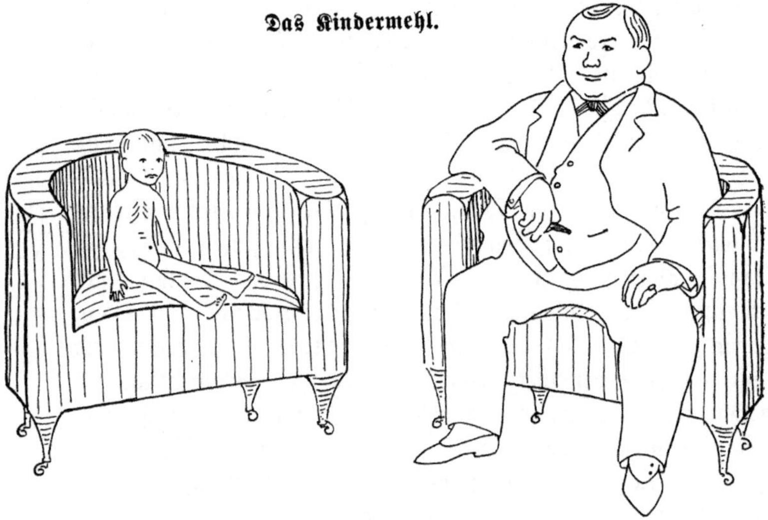

Schlecht für das Kind — gut für den Fabrikanten!

Richtige Ernährung.

Milch allein ist falsch — Mehl allein ist falsch — beides zusammen ist richtig. Aber wieviel von jedem und wie bereitet?

Da kommt es, wie schon gesagt, auf die Eigenart des Kindes an, ob Haferschleim, Reisschleim oder Mehlabkochung gewählt werden muß, ob gewöhnlicher Zucker, Milchzucker oder Nährzucker am Platze ist, ob ein Zusatz von Butter notwendig ist oder im Gegenteil die Nahrung künstlich fettarm gemacht werden muß (Buttermilch). Auch die Menge des zuzufügenden Zuckers muß dem Bedürfnis des Kindes angepaßt sein.

Hör ich dich seufzen, arme Mutter? Siehst du, daß das recht schwierig ist? Wenn du alle möglichen Zusammenstellungen durchprobieren wolltest und jedesmal 8 Tage zusehen wie's bekommt, das würde Monate dauern. Das arme Kind! — Wie sollen wir es machen, das Richtige herauszufinden? Dazu gehört viel Erfahrung und sorgfältige Beobachtung. Selbst der Kinderarzt in der Beratungsstelle kann dem Kind nicht immer gleich an der Nase ansehen, welche Kost ihm am besten bekommen wird. Aber wenn er das Kind untersucht hat und nichts Besonderes vorliegt, wird er dir eine Kost empfehlen, die erfahrungsgemäß von der Mehrzahl der Kinder vertragen wird. Dann werdet ihr zusammen genau beobachten, wie sich das Kleine verhält: Stuhlgang, Gewicht, Hautfarbe, Stimmung, Schlaf: alles ist wichtig. Ist irgend etwas dann nicht wie es soll, weiß der Arzt, in welchem Sinne die Nahrung geändert werden muß.

Wieviel das Kind trinken soll.

Die Menge der Nahrung bestimmt auch der Arzt. Sie richtet sich nach dem Gewicht und Alter des Kindes, aber nur in den ersten 2 Monaten. Später bleibt die Menge immer die gleiche, fünfmal am Tage 160—180 g. Soviel trinken nämlich Brustkinder auch vom dritten Monat an, und wir wollen doch den natürlichen Vorgang möglichst genau nachmachen.

Ungefähre tägliche Trinkmenge.

1. Tag | Nach 1 Woche | Nach 3 Wochen | Nach 6 Wochen | 3.—5. Monat

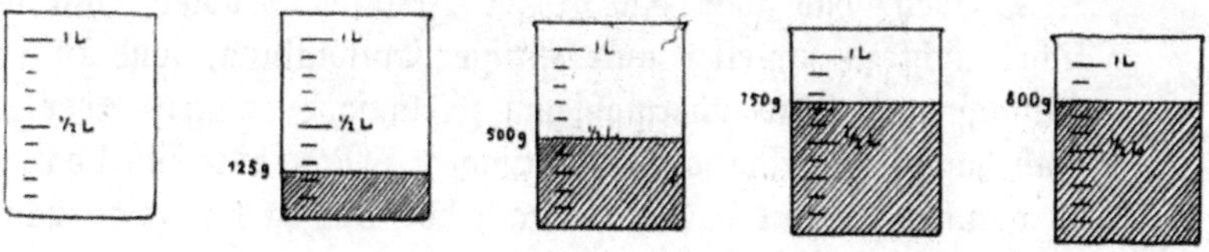

Um das Abmessen der Menge bequem zu haben, benützt man Flaschen mit Grammeinteilung. Es gibt auch Strichflaschen, wo jeder Strich 18 g enthält. Die sind für die Leute, die leidenschaftlich gern mit dem 1×18 rechnen. Aber selbst

Richtige und falsche Flasche.

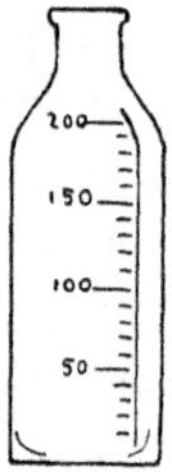

Richtig:
Grammeinteilung; runder Boden, gut zu reinigen.

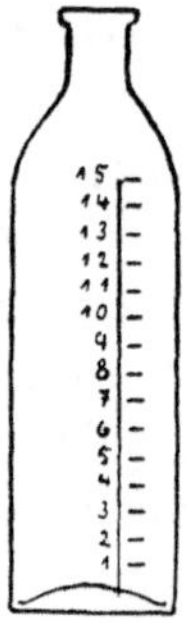

Falsch:
Stricheinteilung; die Flasche faßt mehr als das Kind trinken darf.

diese müssen sich vorsehen, daß sie nicht einen Fehler machen. Die falsche Flasche ist nämlich so groß, daß eine normale Säuglingsmahlzeit sie nur zu $^2/_3$ füllt. Es sieht nun immer so schrecklich wenig aus, was das arme Kind bekommt! Ob es wohl auch mehr trinken würde? Wir probierens. Ei ja wahrhaftig! Nun erhält es mehr und immer mehr, denn man denkt doch natürlich, je mehr es trinkt, desto schneller wird es groß und stark?

Überfütterung.

O weh, das war ein großer Irrtum! Zuviel Nahrung führt nicht zu schneller und kräftiger Entwicklung, sondern im günstigsten Fall zu übermäßigem Fettansatz, meistens aber zu Unbehagen und Verdauungsstörungen. Man hüte sich doch ja zu glauben, wenn das Kind nach der Mahlzeit schreit, hätte es unbedingt noch Hunger. Es kann ja auch einen anderen Kummer haben. Oft ist aber sogar das Gegenteil der Fall, die zu reichliche Mahlzeit quält es und ist der Grund des Geschrei's.

„Es trank aber noch als ich ihm anbot, also hatte es doch noch Hunger", wird mir entgegengehalten. Darauf fall ich aber nicht rein. Das Kind weiß selbst nicht so genau was ihm

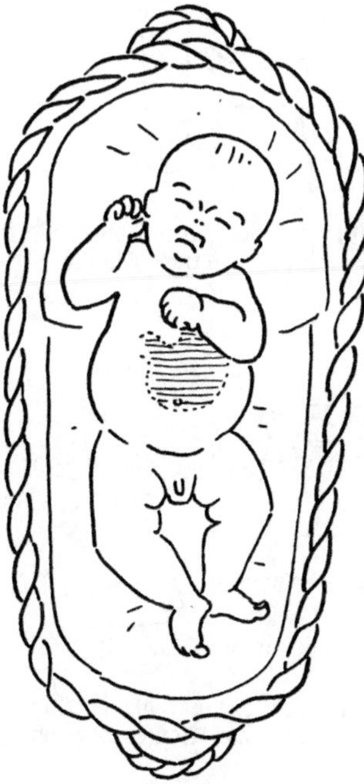

Falsch:
Der überfüllte Magen macht Leibweh.

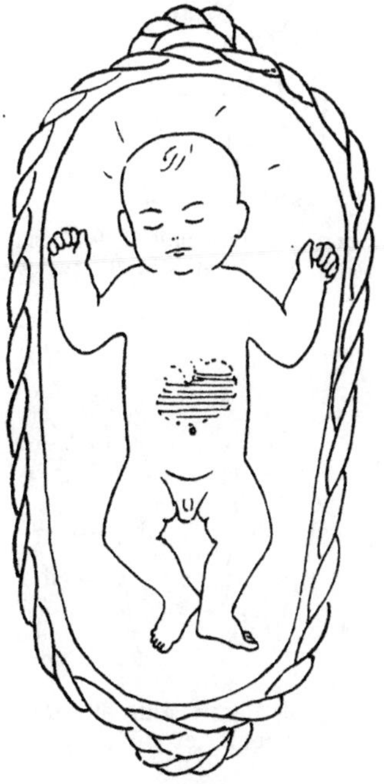

Richtig:
Die richtige Nahrungsmenge wird gut vertragen.

fehlt, daß es die wohlschmeckende Flasche ablehnen sollte. Manche jungen Tiere sind uns darin über, daß sie genau wissen wieviel sie brauchen. Nicht so das Menschenkind. Die Mutter muß für es denken und muß wissen, 180 g sind genug, mehr faßt der kleine Magen nicht, und 4 Stunden warten wir bis zur nächsten Mahlzeit, sonst ist die vorige noch nicht verdaut. Sie weiß auch, daß fette Kinder gar nicht hübsch sind, später laufen lernen und leichter krank werden als andere.

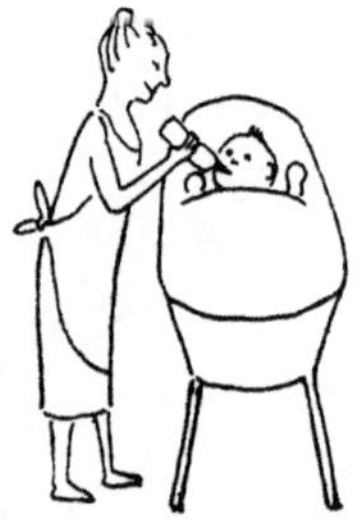

Seht hier die eine von 2 Müttern
Ihr Kind aus einer Flasche füttern.

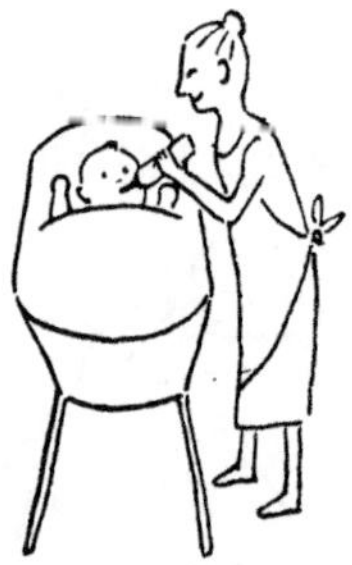

Seht hier die andre von 2 Müttern
Ihr Kind aus einer Flasche füttern.

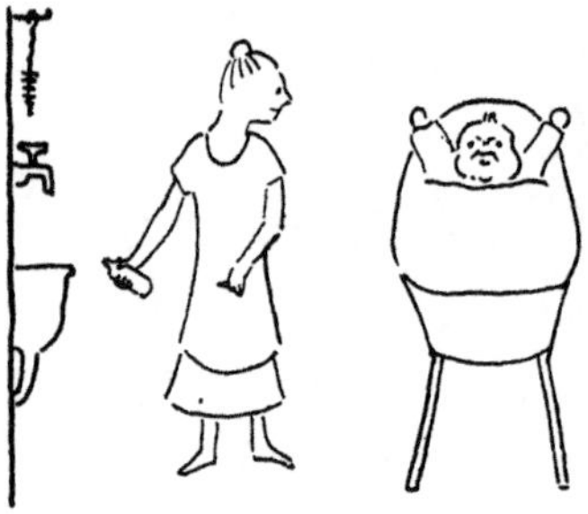

Wie's all ist schreit Kind Meier sehr.
Frau Meier denkt „er will noch mehr".

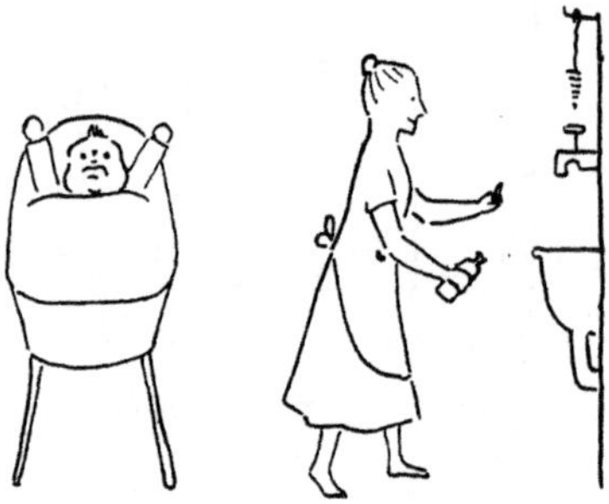

Frau Müller aber die ist klug,
Sie weiß, ihr Kleiner hat genug.

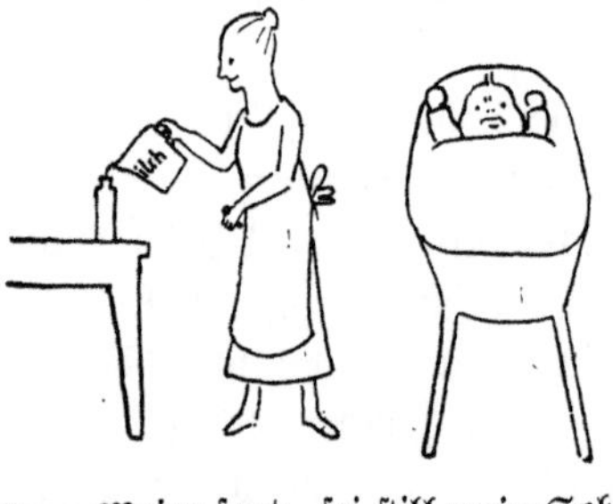

Frau Meier sagt „sei still mein Sohn,
Du kriegst noch was, ich komme schon".

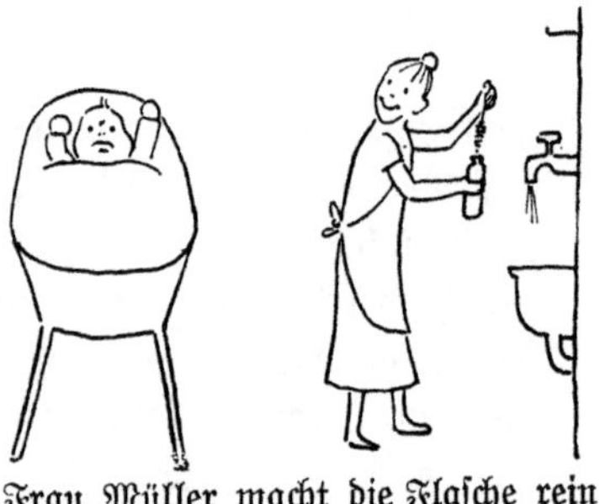

Frau Müller macht die Flasche rein
Schon leiser wird des Kindes Schrein

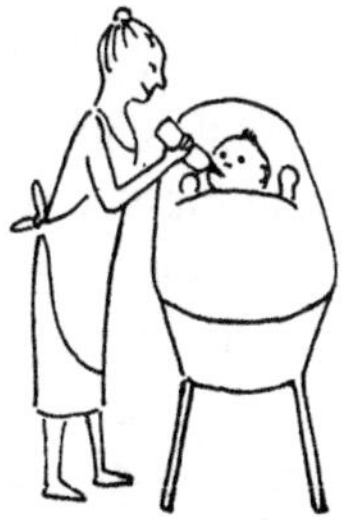

Kind Meier trinkt und schreit und trinkt
Bis nichts mehr es herunter bringt.

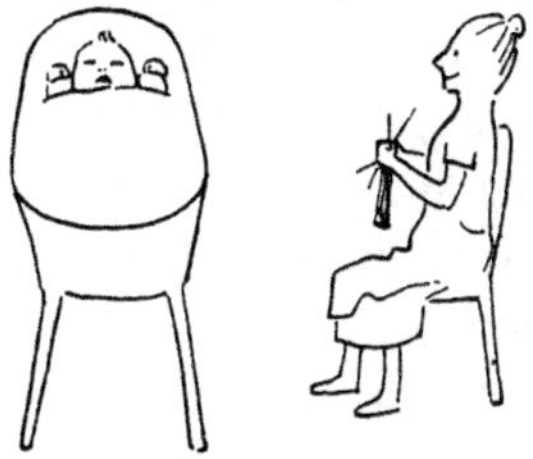

Kind Müller schläft schon längst in Ruh,
Die Mutter strickt und sieht ihm zu.

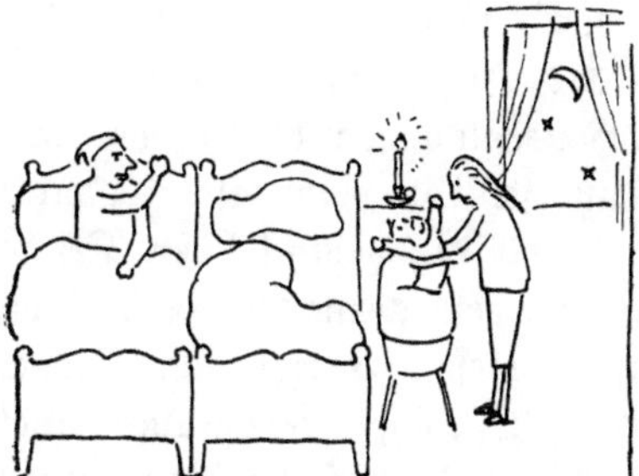

Kind Meier schreit die ganze Nacht,
Von Leibschmerz ist es sehr geplagt.

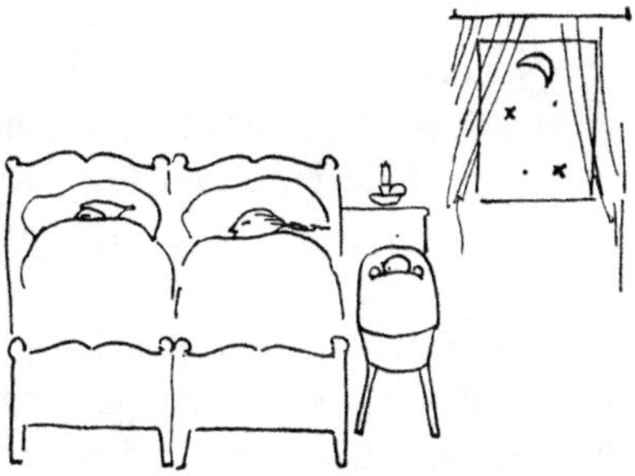

Frau Müller, weil sie klüger war,
Schläft nebst Familie wunderbar.

Käufliche Milch ist immer verunreinigt.

Sehr wichtig ist die Frage, woher die Milch kommt, denn von ihrer einwandfreien Beschaffenheit hängt das Gedeihen des Kindes auch mit ab. Auf dem langen Wege vom Euter der Kuh bis zum Mündchen des Kindes geschieht so viel mit der Milch, daß sie immer Gelegenheit hat, durch Krankheitskeime verunreinigt zu werden. Wenn man diese beseitigen will, muß man die Milch 3/4 Stunden lang kochen. Früher glaubte man dadurch allen Schaden abwenden zu können, und dafür wurde der Soxhlet-Apparat eingeführt. Dann stellte sich aber leider heraus, daß die auf diese Weise keimfrei gemachte Milch

Warum nicht lange kochen?

keine Idealnahrung ist, denn bei dem Verfahren werden außer den Keimen auch die nützlichen und notwendigen Vitamine der Milch zerstört. So ist es also auch nicht recht. Wir sind in einer Zwickmühle. Die rohe Milch hat Vitamine, ist aber wegen der in ihr enthaltenen Keime gefährlich. Die sterilisierte hat keine Keime, schadet aber durch ihren Vitaminmangel. Was ist da zu machen?

Wie man's macht ist's falsch!

Dauer-Erhitzungs-Verfahren.

Die beste Lösung der Schwierigkeit bietet das Dauer-Erhitzungs-Verfahren, das heutzutage von den meisten Molkereien eingeführt ist. Die damit behandelte Milch ist frei von Krankheitskeimen ohne doch den Vitamingehalt eingebüßt zu haben. Wo solche Milch nicht zu haben ist, bleibt als einziger Ausweg — die goldene Mittelstraße! (Denn das Dauer-Erhitzungs-Verfahren ist leider zu umständlich um im Haushalt angewendet zu werden.) Man kocht die Milch kurz auf und stellt sie dann kalt. Dadurch werden zwar nicht alle, aber doch die gefährlichsten Keime vernichtet, und die Vitamine bleiben wenigstens zum Teil erhalten. Besonders wichtig ist bei diesem Vorgehen die Frage, woher die Milch bezogen wird. Zur Säuglingsnahrung eignet sich nur Milch, die auf das sauberste und sorgfältigste gewonnen und behandelt wird. In der Regel bieten große modern eingerichtete landwirtschaftliche Betriebe hierfür bessere Gewähr als Kleinbauern. Die Möglichkeit, Milch stets von ein und derselben Kuh zu bekommen, braucht nicht erwogen zu werden, denn das stellt keinen Vorteil dar.

Bezug der Milch.

Wenn eine sorgsame Mutter mit Mühe und Kosten alle Gefahren der künstlichen Ernährung glücklich umschifft hat: kein Brechdurchfall, keine Ernährungsstörung, keine Englische Krankheit ist aufgetreten; das Kindchen läuft mit einem Jahr vergnügt und stramm herum und ist nun aus dem Gröbsten raus, — dann sagt sie gewiß mit einem Stoßseufzer: „War das eine Angstpartie! Was haben's doch die Mütter gut, die stillen können!“

c) Beikost.

Herrlich ist der Augenblick, wenn das Kind zum erstenmal was richtiges Festes ißt, nicht immer nur Milch trinkt. Daran sieht man ja wie groß und weit es nun schon ist. Solch schöner Augenblick wird natürlich gerne möglichst früh herbeigeführt, und so sieht man wie manche Säuglinge schon im ersten Vierteljahr mit Plätzchen und Biskuit gefüttert werden! Wir wollen aber jetzt nicht danach gehen, was uns Freude macht, sondern danach, was für's Kind das beste ist. Darum fragen wir: Die erste feste Nahrung.

1. wann braucht das Kind was andres neben der Milch?
2. was soll dann gegeben werden?

Die Milch enthält alle Stoffe, die zum Aufbau des Körpers dienen, nur gewisse Salze fehlen merkwürdigerweise darin. Diese Salze kann kein Mensch entbehren, weil sie zur Knochen- und Blutbildung nötig sind. Ein größeres Kind oder ein Erwachsener können deshalb nicht von Milch allein leben. — „Aber der Säugling, der nur Milch kriegt, der wächst doch ohne Salze?" — Nein ohne Salze kann er's auch nicht. Er hat bei der Geburt einen ganzen Vorrat davon im Körper mitbekommen, darum kann er eine ganze Zeitlang von Milch allein leben. Wenn aber der Vorrat aufgezehrt ist, und er kriegt dann nicht andre Nahrung, in der welche drin sind, dann kann er nicht mehr ordentlich wachsen, dann werden die Knochen weich und die Rachitis bricht aus. In der Milch fehlt was.

„Ach was!" sagt jetzt die Nachbarin, „das sind diese modernen Ideen! Meine drei haben bis zu einem Jahr nur Milch gekriegt, und keins von ihnen ist rachitisch geworden!" — Das war Glück, liebe Tante, sehr viel Glück! Der Vorrat des Neugeborenen an den notwendigen Salzen kann mal größer, mal kleiner sein. Er kann wohl mal ein Jahr reichen. Aber wie sollen wir das vorher wissen? Aufklappen, nachsehen, was? Da halten wir uns lieber an das Sichere und geben vom 6. Monat an auf alle Fälle Zukost, ohne erst abzuwarten, ob schon ein Schaden auftritt. Die Erfahrung hat gezeigt, daß wir damit nicht zu spät kommen.

Mit 5 Monaten Gemüse.

Die Zukost, die wir geben, muß die Stoffe enthalten, die in der Milch fehlen. Das tun die Gemüse; Milchbrei, Zwieback, Keks, Plätzchen dagegen nicht. Sobald das Kind 5 Monat ist, erhält es deshalb täglich seine kleine Portion Gemüse, einerlei ob es sonst an der Brust oder mit der Flasche ernährt wird. Alle Gemüse sind zur Säuglingsernährung geeignet, solange sie jung und zart sind. Aber man darf sie nicht in ganzen Stücken geben, das würde der kleine Körper noch nicht bewältigen; auch feine Zerkleinerung genügt noch nicht, sondern sie müssen durch ein feines Sieb gestrichen werden, damit alle faserigen Bestandteile, die schwer zu verdauen sind, entfernt werden.

Alles paßt nicht für den Säugling.

„Ach, wozu die Umstände," erklärt mir eine tüchtige Mutter von Neunen, „unsre jüngste ist 7 Monate alt und ißt bei Tische alles mit!" Darauf sind viele Mütter sehr stolz. Aber das Kind leidet darunter, sein Magen und Darm ist noch zu klein und zart, es kann die schwere Kost nicht ausnützen und nicht so gedeihen, wie es sollte. Aus diesem Grunde darf auch nicht zu früh mit rohem Obst oder Salat angefangen werden. Den Saft von rohem Gemüse und Obst kann man dagegen schon in den ersten Monaten teelöffelweise verfüttern; namentlich für Flaschenkinder ist das gut. Aber Vorsicht mit allen rohen Nahrungsmitteln! Sie können Krankheitskeime enthalten.

Rohkost.

Andere Zukost.

Wann man süßen Brei aus Grieß, Mondamin usw. einführen will, ist Geschmacksache. Solange das Kind an der Brust satt wird, ist es überflüssig. Zwieback oder Plätzchen haben dann Zweck, wenn das Kind Zähnchen hat und geschickt genug ist, selbst das Stück zum Mund zu führen und abzubeißen. Es lernt daran, Festes zu essen. Doch soll es sie nur zu den Mahlzeiten, nie zwischendurch bekommen! Zwiebäcke und andres Gebäck zur Herstellung von Brei oder flüssiger Kost zu verwenden, ist dagegen unpraktisch. Es geht zwar, ist aber teurer und nicht besser als eine Nahrung aus einfachen Grundstoffen wie Mehl, Grieß usw. Fleisch und Eier soll das Kind nicht vorm 2. Jahr bekommen.

III. Kleidung.

Ach, daß der Säugling nicht sprechen kann! Wie bitter würde er sich sonst oft beklagen, denn wie oft werden seine Wünsche von noch so liebevollen Müttern mißverstanden!

Erstes Stadium.

Im ersten Vierteljahr geht's noch. Warm eingehüllt liegt er und schläft. Er erwacht nur zu den Mahlzeiten; wenn die zu seiner Zufriedenheit ausfallen, ist ihm das übrige einerlei. Aber sieh da!

Zweites Stadium.

Eines Tages ist er aus dem dummen Vierteljahr heraus, die Umgebung fängt an interessant zu werden, vor allem aber sein eigener Körper. Was kann man nur alles mit seinen Armen

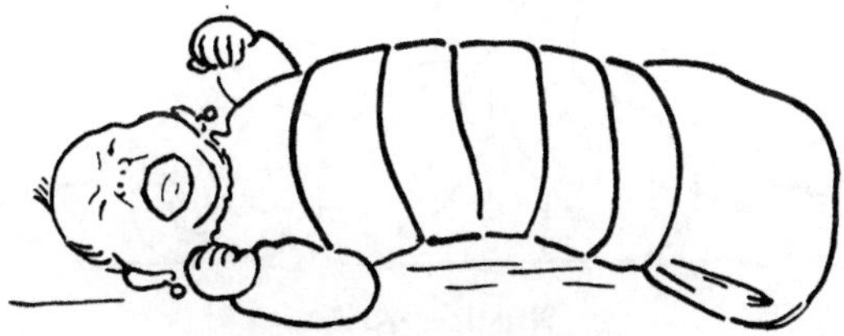

Falsche Säuglingskleidung.

und Beinen machen? Und mit dem Kopf und dem Rücken! Ja, wenn man nur nicht so maßlos eingeengt wäre. In feste Tücher haben sie einen eingepackt, so daß man kaum die Knie biegen kann. Wie ein Panzer umschließt die Brust das Wickelband.

Von Umwälzen kann keine Rede sein. „Ich recke und strecke mich, winde mich wie ein Aal, stemme die Füße auf — ha! Es scheint sich zu lockern. Hoffnungsvoll strample ich drauf los. Aber ach, es war Täuschung, alles ist mit Sicherheitsnadeln befestigt, ausgeschlossen, jemals ganz frei zu kommen. Empört fange ich zu weinen an. Hilft mir denn niemand? Sofort stürzt eine meiner Sklavinnen herbei. Aber was tut sie? „Ach, er hat sich halb losgestrampelt," sagt sie, und schon werde ich erbarmungslos wieder eingeschnürt!! Weißt du, Mutter, was ich gerne mag? Strampeln! Darum ist Baden mein Schönstes, weil man da ausgezogen ist. Laß mich doch mal im Hemd liegen, oder wenn's warm genug ist, nackt, damit ich strampeln kann! Wie soll ich sonst bald lernen mit meinen Armen und Beinen umzugehen? Und wenn's für die Nacktkultur zu kalt ist, weißt du, was dann? Dann kriege ich Hemd und Jäckchen an und Windel, und darüber ein Schlupfhöschen aus Trikot. Meinetwegen auch Strümpfe. Blos keine Tücher und kein Wickelband um die Beine, bitte, bitte!"

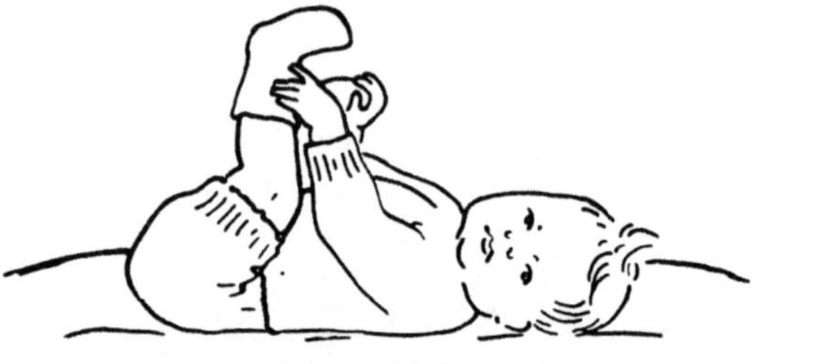

Richtige Kleidung
für einen jüngeren Säugling der noch nicht sitzen und stehen kann.

Drittes Stadium. Wenn das Kind etwas weiter ist in der Entwicklung, wird es damit auch nicht mehr zufrieden sein. Wenn es sich erst hinsetzen und gar aufstellen kann, sind die Windeln und Höschen, die immer herunterrutschen, ein großes Bewegungshindernis.

Jetzt braucht es ein Leibchen, um das Windelhöschen und eventuell die Strumpfbänder daran festzuknöpfen. Das Windelhöschen ist praktisch zum Aufknöpfen eingerichtet, denn in diesem Alter kann das Kind schon mit Erfolg abgehalten werden, wodurch viel Wäsche gespart wird.

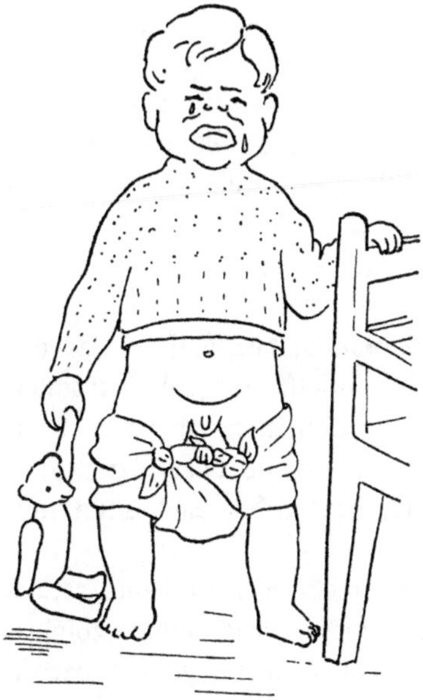

Falsche Kleidung des älteren Säuglings.

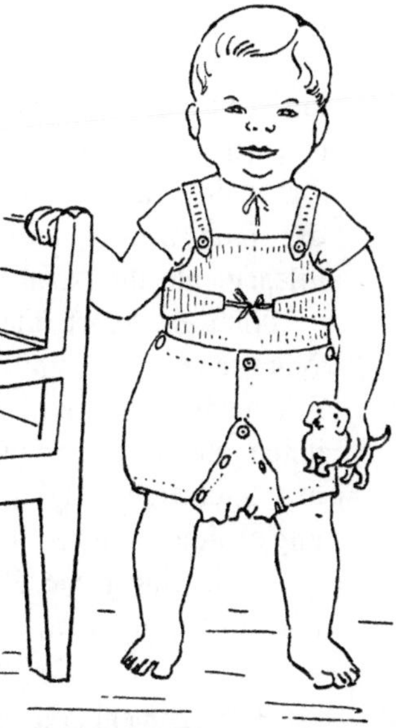

Richtige Unterkleidung des älteren Säuglings. Darüber wird ein Jäckchen oder kurzes Kleid getragen.

Wenn der Säugling fertig laufen kann, wird er angezogen wie ein kleines Kind. Er braucht ein Kleid und Schuhe und richtige Klapphöschen, denn nun geht er schon auf den Topf. Viertes Stadium.

Merkwürdigerweise besteht in manchen Gegenden Deutschlands die Unsitte, Kinder in diesem Alter ganz ohne Windeln und Hosen zu lassen. Man spart dabei riesig viel Wäsche, und Unsitten.

das Kind kann sein Bedürfnis verrichten wie ein Pferd, wo es grade steht. Leider hat die schöne Mode den Nachteil, daß sich die Kleinen dabei sehr leicht den Unterleib erkälten. Wenn man bedenkt, daß sie mit Vorliebe auf dem kalten Boden herumrutschen, sieht man ein, daß sie grade besonders warme Unterkleidung nötig haben. Eine andere gebräuchliche Unsitte ist die, den Kindern Gummiwindeln oder Gummihosen anzuziehen. Es geschieht, weil man sie dann lange naß lassen kann, ohne daß es der Umgebung lästig wird. Aber die Haut des Kindes wird von den nassen Windeln, die nicht abdunsten können, angegriffen. Man schont und pflegt also auf diese Weise die Bettwäsche und sonstige Umgebung auf Kosten des Kindes. Die gute Mutter will aber doch lieber die Haut des Kindes pflegen, als ihre Sachen!

Behandlung der Wäsche.

Noch ein Wort über die Behandlung der Wäsche. Es gibt Hausfrauen, die nasse Windeln einfach am Ofen trocknen. Ich möchte wohl wissen, was diese Damen tun würden, wenn ihnen mal aus Versehen ihr *eignes* Hemd oder Strumpf in den Nachttopf fiele? Ich wette, sie würden das Stück nicht ungewaschen wieder benutzen!

Es ist keine große Mühe, die nassen Windeln vor dem Trocknen schnell auszuspülen. Mit Stuhlgang beschmutzte Windeln müssen natürlich jedesmal richtig gewaschen und gekocht werden.

Die notwendigste erste Ausstattung für ein Neugeborenes besteht aus:

6—10 Hemden,
6—10 Jäckchen,
2—4 Dtzd. Windeln (je mehr, desto besser),
2—4 Dtzd. Einschlagetüchern,
2—4 Dtzd. kleinen Moltoneinlagen,
1 Dtzd. Taschentüchern.

Für die späteren Monate lassen sich so genaue Angaben nicht machen. Es hängt von der Entwicklung des Kindes, teilweise auch von der Jahreszeit ab, wie bald es in die weiteren Stadien eintritt und wieviel es dann an Windelhöschen, Leibchen, Strümpfchen und Strumpfbändern verbraucht.

Unpraktische Geschenke zu einer Säuglingsausstattung sind:

Spitzenhäubchen (sind im Winter nicht warm genug, im Sommer überflüssig),

lange Spitzen- und Batistkleidchen (sie hindern nur und wärmen nicht),

Erstlingsschuhe (das Kind zieht sie sofort aus).

Praktische Geschenke sind außer dem obengenannten immer notwendigen Bedarf:

wollene Jäckchen, Mützchen, Handschuhe,
warmes Tuch zum Einhüllen.

Für ältere Säuglinge außerdem:

Leibchen, Windelhöschen, lange weiße warme Strümpfe; gehäkelte oder gestrickte Strumpfbänder.
Wenn das Kind viel sabbert: Lätzchen.
Laufgürtel, Strampelsack.

Sobald es läuft:

Kleidchen und leichte, weiche, der Fußform angepaßte Schuhe. (Man kann Schuhe gut selbst aus weichem Leder nähen, sie halten besser und schmutzen weniger als Stoffschuhe.)

Anmerkung: Praktische Schnittmuster und Anleitung zur Herstellung der gesamten Säuglingskleidung in dem Heftchen „Grundlagen zur Bekleidung unsrer Kleinsten" herausgegeben vom Verband deutsche Frauenkleidung und Frauenkultur.

IV. Lagerstätte.

Das Bett ist für den Säugling dreimal so wichtig wie für den Erwachsenen, denn er liegt dauernd drin, der Erwachsene nur nachts.

Wie soll das Bett beschaffen sein?

„Möglichst warm, möglichst weich?"

Was ins Bett kommt.

Falsch geraten! Zu warm und zu weich ist grad so verkehrt und schädlich wie zu hart und zu kalt. Das Richtige liegt wie so oft in der Mitte. Auf einer festen Matratze liegt das Kind gut. Das Kopfkissen muß flach sein, man kann es auch ganz weglassen.

Matratzenfüllung:

Richtig:	Falsch:
Holzwolle, Stroh, Seegras, Roßhaar.	Wolle, Watte, Federn, Kapok.

Zum Zudecken nimmt man eine zusammengelegte Wolldecke in waschbarem Bezug, das läßt sich am besten reinigen, was sehr oft nötig wird. Ein Federbett braucht nur bei strenger Kälte obendrauf gelegt zu werden. Es darf nicht so warm sein, daß das Kind im Bett schwitzt, denn das ist ungesund.

Die Bettstelle.

Als Bettstelle kann man für das Neugeborene gut einen Waschkorb verwenden, den man innen mit Stoff ausschlägt und auf ein passendes Gestell oder auf zwei Stühle stellt. Manchmal wird statt dessen ein Wagen benutzt. Das ist nicht gut, denn der Wagen, der ja zum Ausfahren bestimmt ist, hat dicke, mit

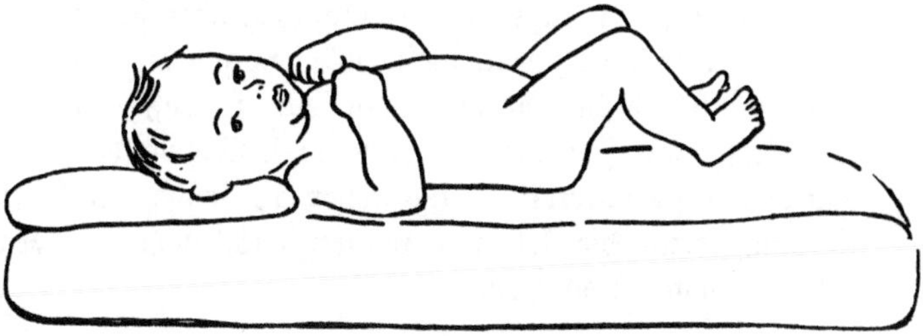

Richtige Lagerung.
Das Kind liegt mit gradem Rücken.

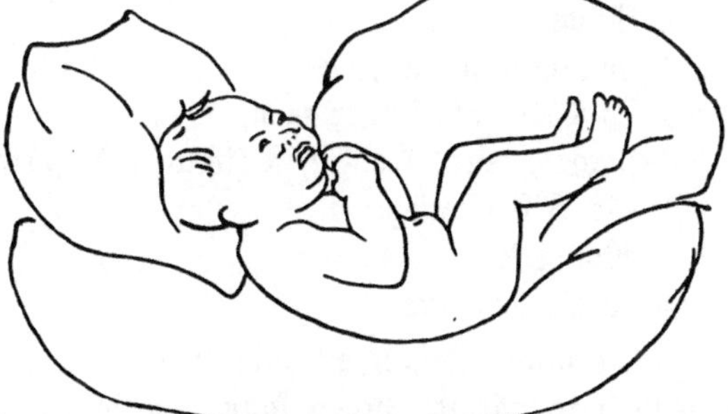

Falsche Lagerung.
Das Kind liegt zu weich und darum krumm. Das Federbett ist schlecht zu reinigen und zu heiß.

Wachstuch ausgekleidete Wände, er ist auch recht eng. Das Lager soll aber geräumig und luftig sein. Ein Verdeck mit Vorhängen ist nicht gut, weil es die Luft zu sehr absperrt.

Sobald das Kind anfängt, sich aufzusetzen, in der Regel nach ½ Jahr, braucht es ein Gitterbett. Obwohl eine große

Auswahl von Kinderbetten käuflich angeboten werden, ist es schwer, ein wirklich praktisches Modell herauszufinden. Die meisten Eltern entdecken die Fehler einer Bettstelle erst, wenn sie sie schon besitzen. Man hat folgendes zu beachten: Stangen lassen sich besser reinigen als Drahtgitter, aber sie dürfen nicht zu weite Abstände haben, sonst zwängen sich die Kinder durch und tun sich weh; das Gitter muß so hoch sein, daß es das stehende Kind sicher am Herausfallen hindert; Seitenwände mit Gleitbügel zum Herunterlassen sind besser als solche mit Klappvorrichtung, denn die letzteren können leicht von den Kindern selbst aufgemacht werden.

Ausstattung des Schlafkorbes:

2 abnehmbare Nesselauskleidungen des Korbes,
1 Matratze,
4 Laken,
1 Gummiunterlage,
1—2 Dtzd. Stoffunterlagen,
1 flaches, festes Kopfkissen (kann auch fortfallen),
6—12 Kissenbezüge,
1 Wolldecke,
4—6 Deckenbezüge.

Nur bei kalter Jahreszeit und wenn die Wohnung nicht genügend durchwärmt werden kann, obendrauf ein Federbett.

Sparen beim Schmuck. Verschwenden bei der Wäsche.

Halte das Bett so einfach wie möglich! Was glaubst du wohl, daß wichtiger für's Kind ist: Mullvorhänge mit Spitzen und seidenen Schleifen, oder mehr Bettwäsche, damit so oft wie nötig frisch bezogen werden kann?

V. Körperpflege.

Das Kind muß sauber gehalten werden, das weiß jeder. Deshalb ist es allgemein üblich, es täglich warm zu baden. Das ist sehr gut und sollte am besten auch während des ganzen übrigen Lebens noch fortgesetzt werden. Damit allein ist aber der Reinlichkeit noch nicht genügt, denn das Badewasser kommt nicht überall genügend hin. Man kann oft sehen, daß ein täglich gebadetes Kind Schmutz in Nase und Ohren, Krusten auf dem Kopf und schwarze Fingernägel hat. Diese „schwierigen" Stellen des Körpers müssen deshalb extra vorgenommen werden, ehe man das Kind wieder anzieht. Der Schmutz in Nase und Ohren sitzt ganz vorn, man kann ihn mit einem Handtuchzipfel beseitigen, es ist dazu nicht nötig, tiefer hineinzufahren, wo man nicht hinsehen kann. Man darf keine Haarnadel oder dgl. dazu nehmen, denn damit könnte man dem Kind leicht weh tun.

Sauberkeit

Reinigung von Nase und Ohren.

Schuppen auf dem Kopf haben sehr viele Kinder. Sie entstehen durch vermehrte Talgabsonderung der Kopfhaut. Wenn man sie nicht entfernt, verkleben sie mit Staub und können schließlich ganz dicke Krusten bilden, unter denen sich die Haut entzündet. Manchmal läßt die Mutter sie sitzen, weil sie den oberen Teil des Kopfes zu berühren fürchtet, da wo die Schädelknochen eine Lücke haben. Aber davor braucht man keine Angst zu haben. Welchen Druck hält doch das Kinderköpfchen während der Geburt aus! Ein Waschlappen mit Seife kann es unmöglich beschädigen. Wenn die Schuppen aber etwas reichlicher vorhanden sind, gehen sie mit Seife nicht ab. Dann müssen sie eine Nacht über mit reinem Öl oder noch

Kopfschuppen.

besser mit Vaseline, der etwas Salizyl zugesetzt ist, dick eingeschmiert werden. Das weicht sie so auf, daß sie am nächsten Morgen abgewaschen werden können.

Fingernägel. Wenn man die Nägel lang läßt, zerkratzen sich die Kleinen damit. Und wenn Schmutz unter den Nägeln saß, kommt er in die Kratze und das kann häßliche Wunden geben. Deshalb hält man bei Kindern die Nägel kurz und sauber.

Aberglaube. „Man darf die Nägel nicht schneiden, sonst stiehlt das Kind, wenn es groß ist." Wer das noch im Ernst glaubt, dem kann ich versichern, daß es nicht wahr ist. Aber wenn die Mutter die Nägel nicht schneidet, weil sie träge und unsauber ist, dann kann es geschehen, daß das Kind auch träge und unsauber wird, denn der Apfel fällt nicht weit vom Stamme!

Was man zum Säuglingsbad braucht.

Eine Badewanne. Am schönsten sind solche aus Zink oder Steingut, doch läßt sich auch jede andere Wanne verwenden, wenn sie sauber ist.

10—12 Liter Wasser von 33° Celsius. (Zu ¾ Eimer kaltem Wasser schüttet man 3—4 Liter kochendes.)

Ein Badethermometer zum Feststellen der richtigen Wärme. Eine alte Hebamme erklärte allerdings: „Diese neumodischen Dinger sind ganz überflüssig. Wenn's Kind blau wird, ist's Wasser zu kalt, wenn's rot wird, zu heiß." Wer macht das auch so?

Milde Seife ohne Parfüm.

2 Waschlappen, die verschieden aussehen müssen; einer wird nur für Gesicht und Augen, der andere nur für den Körper verwendet. Die Ausscheidungen, Urin und Stuhlgang, sind gefährlich für die Augen. Deshalb muß man entweder Gesicht und Augen waschen, ehe der Körper des Kindes ins Wasser kommt, oder ein extra Gesichtsschälchen benutzen.

Ein Badetuch. (Man schafft zwei an, damit man wechseln kann.)

Eine Nagelschere.

Puder. Beim wohlbeleibten Säugling liegt die Haut in den Leisten, Achseln und am Hals stark in Falten. Dort bleibt es leicht etwas feucht, wenn man auch mit dem Badetuch sorgfältig austupft. Darum pudert man diese Stellen nach dem Abtrocknen noch ein, denn feuchte Haut wird leicht wund. Reste alten Puders, die feucht geworden sind und sich zusammengeballt haben, müssen beim Trockenlegen natürlich entfernt werden. Mehl und Reispuder kleben gleich so zusammen und sind deshalb unbrauchbar. Es gibt verschiedene gute Kinderpuder.

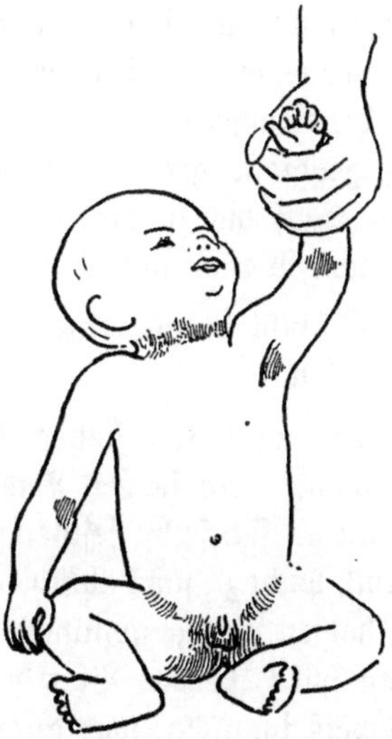

Stellen, wo das Kind leicht wund wird.

Eventuell Salbe. Bei empfindlichen Säuglingen genügt das Einpudern noch nicht. Die Hautstellen, die immer durch Urin oder Schweiß benetzt werden, werden leicht wund. Man verhütet das, indem man sie dick mit Salbe einstreicht.

Fehler beim Baden.

Bei der Ausführung des Bades können verschiedene Fehler gemacht werden, wodurch das Kind geschädigt wird. Das richtig ausgeführte Bad erfrischt das Kind, und man kann sogar schwerkranke Kinder baden. Wenn ein Bad das Kind angestrengt oder geschwächt hat, ist das immer ein Zeichen, daß etwas nicht richtig gemacht worden ist.

Zu wenig Wasser.

Daß das Bad zu kalt gegeben wird, wird wohl meist durch die sehr berechtigte Angst vor Erkältung verhindert. Dagegen wird oft etwas getan, was dieselbe Gefahr mit sich bringt: es wird zu wenig Wasser genommen. Das Herstellen von viel heißem Wasser jeden Tag ist ja eine Ausgabe, die mancher Familie schwer fallen mag. Doch spart man dann besser dadurch, daß man nur jeden zweiten Tag ein Bad macht. Wenn das Kind während des Bades nur teilweise vom Wasser bedeckt ist, ist die Erkältungsgefahr groß. Es soll soviel Wasser haben, daß außer dem Kopf bis zu den Ohren nur die Vorderfläche der Brust aus dem Wasser ragt.

Zu lange Dauer.

Das Bad soll nicht länger dauern als drei Minuten, sonst ermüdet es das Kind.

Zu heiß.

Sehr oft wird vor lauter liebevoller Sorgfalt das Wasser zu heiß genommen. Ein heißes Bad ist anstrengend und ermüdend wie man an sich selbst feststellen kann. Außerdem kann sich das Kind auch leicht zu stark abkühlen, wenn es mit krebsroter Haut aus dem heißen Bad genommen wird und nun sein kühles Bett anwärmen soll. Ist das Bett dagegen gewärmt, so wird es stark in Schweiß kommen, was auch nicht wünschenswert ist.

Mit der Anwendung von Hitze wie Kälte muß man bei kleinen Kindern sehr vorsichtig sein. Daß große Hitze und große Kälte gefährlich sind, wissen wir ja alle; wir legen aber den Kindern gegenüber gewöhnlich nur den Maßstab an, der für uns selber gilt, und halten deshalb geringe Wärmeunterschiede für harmlos. Die Kinder sind aber allein ihrer Kleinheit wegen sehr viel empfindlicher als wir. Man denke doch nur daran, daß ein kleiner Topf Milch schneller überkocht als ein großer, und umgekehrt auch eine kleine Portion Brei schneller abkühlt als eine große. Ebenso ist auch der kleine Körper des Kindes schneller überhitzt und schneller abgekühlt als ein großer. So wirkt auch ein nur *wenig* zu heißes oder zu kaltes Bad ebenso schädlich auf das Kind wie ein *viel* zu heißes oder *viel* zu kaltes auf uns Große.

Die Folgerung, die wir aus all dem ziehen, ist die, daß wir bei der Pflege kleiner Kinder *alle starken* Wärmeschwankungen vermeiden müssen, sowohl Wärme als Kälte!

Das Kind soll nicht verpimpelt werden.

Vor der Gefahr zu starker Abkühlung zu warnen, erscheint fast unnötig, es ist, als stecke das den Müttern im Blute, während die Schädlichkeit zu großer Erhitzung ihnen unbekannt zu sein pflegt. Wenn ihr Kind, drei Jäckchen übereinander, ein Mützchen auf dem Kopf, dicke Federbetten unter und über sich, am Ofen steht, ist *ihnen* meistens am wohlsten, dem Kinde aber *nicht*. Viele meinen jeden Luftzug vom Kinde fernhalten zu müssen und erreichen damit nur, daß das verzärtelte, an dauerndes Schwitzen gewöhnte Kind tatsächlich noch empfindlicher wird als das vernünftig gepflegte.

Falsche Abhärtungsversuche.

Es gibt aber auch Eltern, die in den entgegengesetzten Fehler verfallen und in den ersten Wochen mit kalten Bädern anfangen, um das Kind abzuhärten. *Das ist ganz ebenso falsch.* Man komme mir nicht mit guten Erfolgen, die auf diese Weise erzielt sein sollen. Es gibt nun mal Kinder, die alles aushalten; von denen, die dabei zugrunde gehen, hört man nichts! Kaltwasserbehandlungen *des ganzen Körpers* sind im ersten Jahr schädlich.

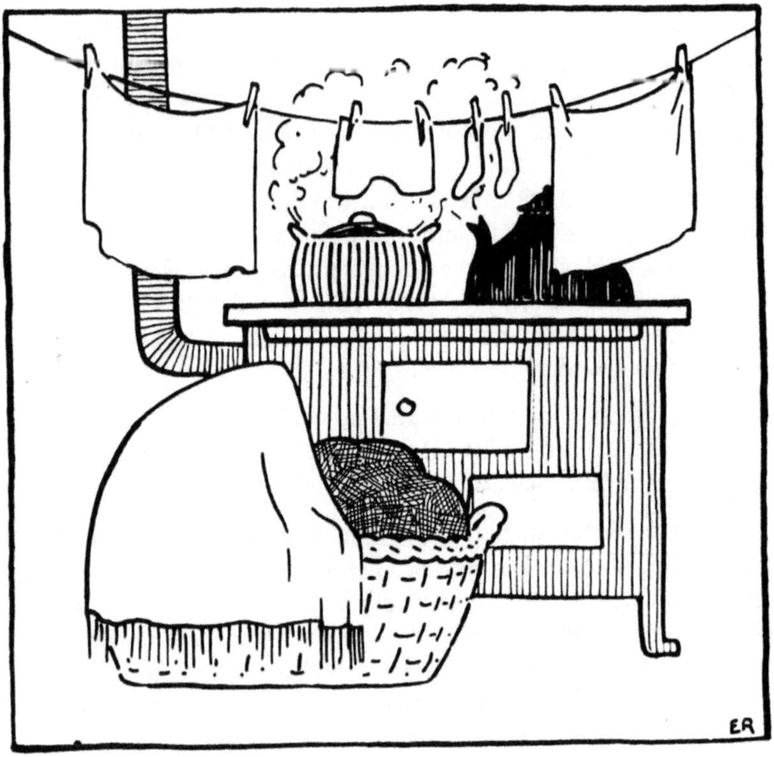

Falsches Bett und falsche Stellung des Bettes.
So wird das Kind überhitzt.

Richtige Abhärtung. Das Bestreben, das Kind abzuhärten, ist aber gut, und damit soll auch schon im ersten Jahr angefangen werden, nur muß man schonender zu Werke gehen; statt mit kaltem Wasser beginnt man mit warmer Luft. Man läßt das Kind im warmen Raum, im Sommer auch draußen, nackt strampeln. Das kann man solange fortsetzen als Hände und Füße warm bleiben. Dann ist die Luft nicht nur nicht schädlich, sondern sehr gut. Wenn sich das Kind daran gewöhnt hat, verträgt es später auch

Durch Luftbäder.

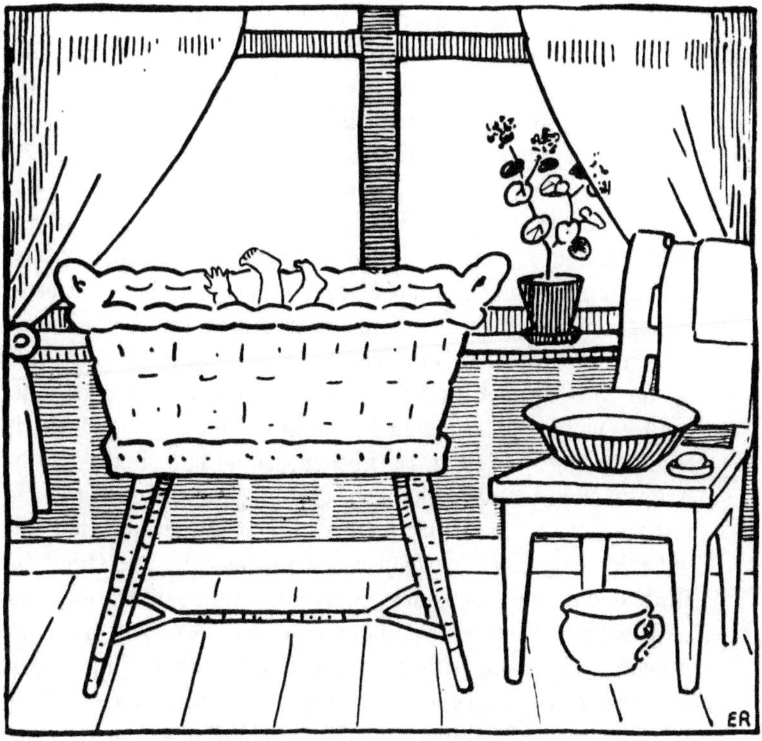

Richtiges Bett, gute Stellung am Fenster.
Licht und Sonne machen das Kind kräftig.

kühlere Luft und wird immer widerstandsfähiger gegen Kälteschäden. Luftbäder kann man in jeder Wohnung und zu jeder Jahreszeit machen. Sie sind billiger und wirksamer als Lebertran und Fichtennadelbäder. Warum sie wohl so wenig angewandt werden? Viele meiner Leserinnen machen bedenkliche Gesichter. „Ein Säugling nackt im Freien? Es könnte doch ziehen!" — Das ist's! Der gefürchtete „Zug" ist's, der die gute Luft so in Verruf gebracht hat. Und nun will ich ein Geheimnis verraten: Zug schadet nicht, sondern nur Kaltwerden schadet. Zug ist

Die Angst vor Zug.

bewegte Luft. Wenn aber die Luft warm ist, so kann sie ruhig bewegt sein, das tut dem Kinde nichts. Im heißen Sommer und im heißen Zimmer wirkt ein Luftzug sehr wohltuend und erfrischend und schadet nicht im mindesten. In den heißen Ländern werden alle Häuser so gebaut, daß die Luft von vorn bis hinten durch „ziehen" kann. Die Betten werden so aufgestellt, daß sie möglichst viel Zug bekommen. Wenn das noch nicht genügt, läßt man sich mittelst eigens konstruierter Vorrichtungen künstlichen Wind machen. Der Zug schadet in diesen Ländern nicht nur nichts, sondern er ermöglicht überhaupt erst das Ertragen des ungesund heißen Klimas. Auch bei uns wird es im Hochsommer manchmal für kürzere oder längere Zeit so heiß, daß es für die leicht überhitzten Säuglinge gefährlich ist. Man braucht sich nicht zu scheuen, dann das Verfahren der Tropenbewohner nachzumachen, also möglichst die bewegte Luft mit dem Kinde aufzusuchen. Bei kühler Witterung muß man natürlich den Wind vermeiden, denn bewegte Luft kühlt das Kind leichter ab als ruhige und vorm Kaltwerden muß man es bewahren. Man achte also immer darauf, ob es sich im Luftbad behaglich fühlt und seine Hände und Füße warm sind. Wenn es dann eines Tages so weit abgehärtet ist, daß es auch bei kühler bewegter Luft warm bleibt, dann kann kein Zug ihm mehr was schaden! Dann kann man es auch im kältesten Wetter in's Freie bringen, natürlich warm genug angezogen.

Habt Sonne im Herzen, aber auch auf der Haut!

Ebenso billig aber nicht ganz so leicht zugänglich wie die Luft ist die Sonne. Die heilsame Wirkung der Sonne ist heute allgemein bekannt. Wer kann, macht das sonnigste Zimmer zum Kinderzimmer, beim Ausfahren wird das Kindermädchen an die sonnigen Plätze geschickt. Trotzdem bleibt der erwartete Erfolg oft aus. Warum? Beseht euch mal die „sonnigen" Zimmer genauer. Gewöhnlich fällt nur ein schräger Balken Sonnenlicht auf den Fußboden. Der erfreut zwar das Herz und macht das Zimmer freundlich, aber tatsächlich liegen mehr als $^{9}/_{10}$ davon im Schatten. Und beim Ausfahren treffen die Sonnenstrahlen häufig genug nur ein hochgeschlagenes Verdeck, bestenfalls eine Mütze, eine Nasenspitze und eine Wagendecke. Ihre gesundheitsfördernde Kraft kann aber die Sonne nur da entfalten, wo sie den Körper selbst trifft, und zwar den unbekleideten. Es hat keinen Zweck, das Kinderbett in die Sonne zu stellen und die Vorhänge zuzuziehen. Nein, auf den nackten Körper laßt die Sonne scheinen! Davon wird die Haut blühend und braun, der ganze Mensch erfrischt und gestärkt.

Man darf das Sonnenbad allerdings nicht wie das Luftbad gleich so lange ausdehnen als das Kind warm und behaglich ist: man muß an den Sonnenbrand denken. Wenn man aber mit drei Minuten beginnt und täglich drei Minuten länger besonnt, paßt sich die Haut an und bleibt heil. Sonnenbäder.

Das Luft- und Sonnenbad hat noch einen weiteren Vorteil: es regt die Kinder an zum Strampeln und andren Körperübungen, die ihnen nützlich sind und ihre Entwicklung fördern. Körperübungen.

„O, ich werde mich hüten, das Gekrabbel noch zu befördern, ein ruhiges Kind ist mir lieber," so denkt jetzt vielleicht manche Leserin. Wenn man das Kind aber verhindert, seinen Körper ausgiebig zu bewegen und zu üben, geschieht es auf Kosten der Gesundheit.

Was dem Rentier sein Spaziergang, dem Backfisch das Tennis und dem Büroarbeiter der Fußballklub, das ist dem Säugling das ungehinderte Strampeln, und wenn er etwas älter ist, das Kriechen und Klettern. Das darf man ihm nicht nehmen! Sein Streben danach ist ein Zeichen seiner gesunden Entwicklung. Nach der landläufigen Kinderstubenmoral ist freilich ein lebensschwaches Kind, das liegen und sitzen bleibt wo man es hinpflanzt, „artig", ein normales tatenlustiges dagegen „unartig". Das muß anders werden!

Lauf- gitter. Weil sich nun ein kleines Kind noch nicht in der Wohnung umherbewegen kann ohne tausenderlei Unheil anzurichten, ist in diesem Alter ein Laufgitter ein unabweisbares Bedürfnis. Den Boden darin bedeckt man der Reinlichkeit wegen mit Linoleum, Wachstuch oder einem Badetuch, und dann kann der kleine Unhold sich austoben ohne sich und andren zu schaden.

Andere Bändig- ungs- mittel. Zwei andre Mittel, einen älteren Säugling zu bändigen, sind nicht vorteilhaft. Das eine ist der sogenannte „Laufgurt", mit dem das Kind im Bett oder Wagen festgeschnallt wird. Beim Ausfahren kann er nützlich sein, in einer zweckmäßigen Bettstelle ist er überflüssig. Das andere ist ein

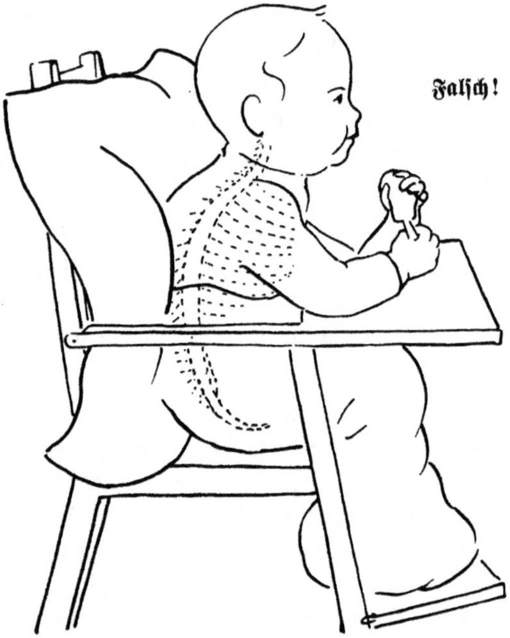

Krumme ungesunde Haltung der Wirbelsäule bei längerem Sitzen im Stühlchen.

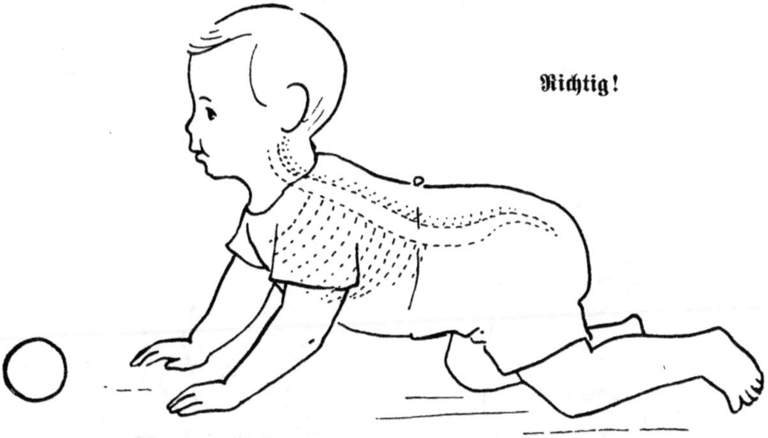

Günstige Haltung der Wirbelsäule beim Kriechen.

Kinderstühlchen, in das das Kind mit Hilfe von Kissen so gesetzt wird, daß es nicht heraus kann. Das ist während des Fütterns ganz praktisch, als Aufenthalt zum Spielen für ein so kleines Kind aber nicht. Beide Einrichtungen hindern nicht nur das Kind am freien Bewegen, sondern halten es auch ausgerechnet in der körperlich ungünstigsten Stellung fest, nämlich im Sitzen.

Sitzen: besser gar nicht, als krumm!

Sitzen ist eine schwierige Übung, die die Kinder meist erst im dritten Quartal erlernen. Auch dann ermüden sie noch leicht dabei und sinken dann in sich zusammen, selbst wenn sie eine Rückenlehne haben. Ständige krumme Haltung hindert die richtige Entwicklung der Wirbelsäule und Brustorgane. Deshalb darf man ein Kind, das sich nicht selbst aufsetzt, nie zum Sitzen anhalten. Stehen können sie besser aushalten, die beste Übung ist Kriechen.

Säuglingsturnen.

Manchmal genügt es nicht den Kindern nur die Gelegenheit zu Bewegungen zu geben. Kinder, die infolge überstandener Krankheit oder aus andern Gründen in der körperlichen Entwicklung zurückgeblieben sind, brauchen eine stärkere Anregung. Für solche kann das Säuglingsturnen nützlich sein; man kann es natürlich auch mit gut entwickelten Kindern betreiben. Es

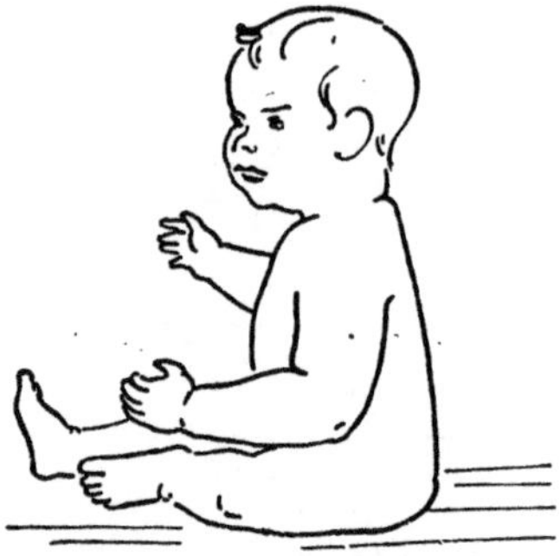

Richtiges Sitzen.
Der Rücken ist vollständig grade.

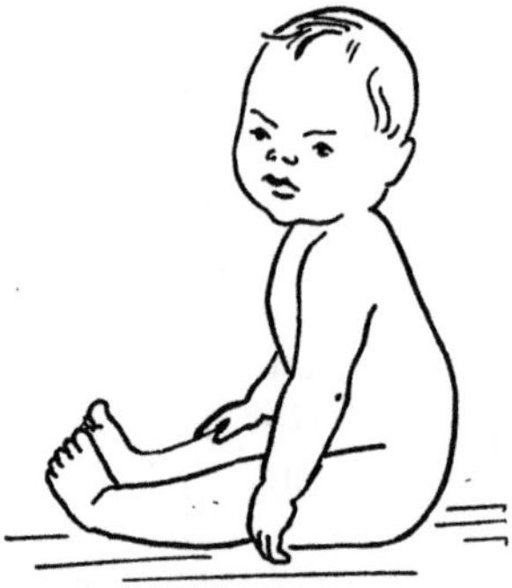

Falsches Sitzen.
Das Kind kann noch gar nicht sitzen oder ist augenblicklich zu müde dazu.

besteht in spielenden Bewegungen, die das Kind sich zunächst nur gefallen läßt. Bald fängt es an, Vergnügen dran zu haben und arbeitet selbst eifrig mit. Eine Überanstrengung ist nicht zu befürchten, weil das Kind von selbst aufhört, wenn es müde wird. Sportlichen Ehrgeiz und Rekordhunger hat es noch nicht!

Hierneben sehen wir, wie das Kind durchs Turnen so stark geworden ist, daß es den Vater niederboxt, eine peinliche Sache. Wir geben dem Vater den Rat, nun auch selbst zu turnen, dann kann das nicht wieder vorkommen. Hätte nur seine Mutter rechtzeitig mit ihm angefangen!

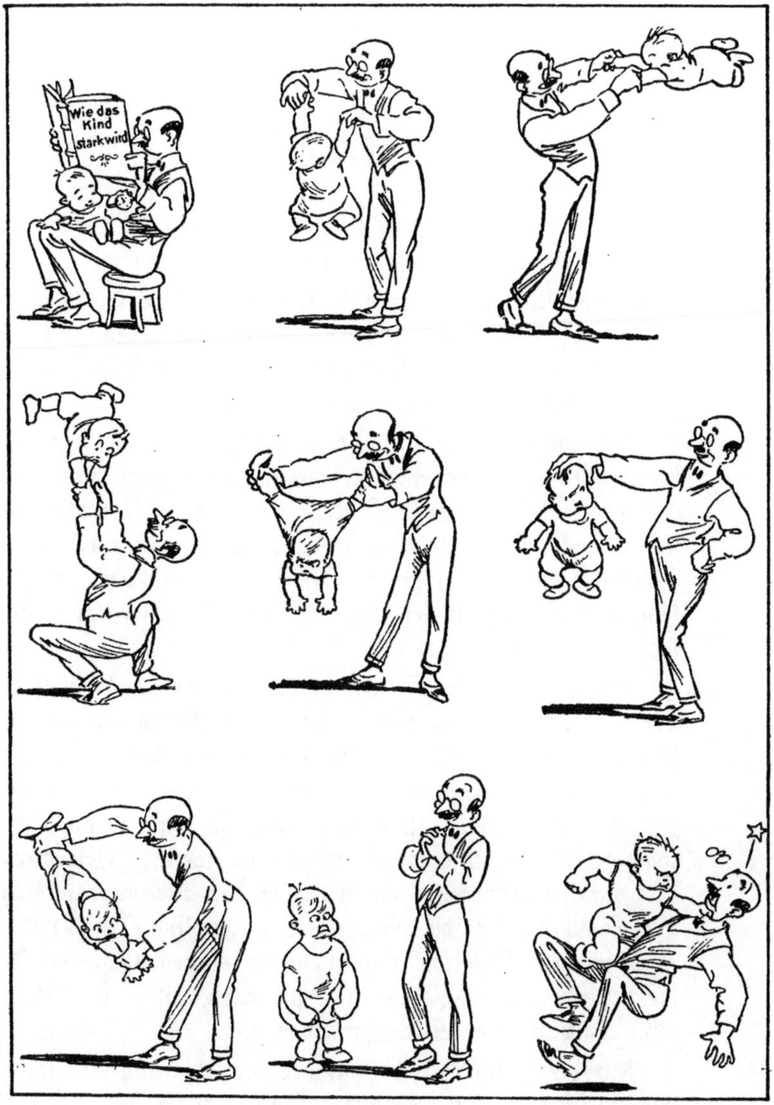

Aus „Life".

VI. Erziehung.

Rechtzeitig anfangen!

„Was! Der Säugling soll schon erzogen werden? Der Ärmste! Dafür ist doch später noch immer Zeit!"

So denken wohl viele, aber in Wirklichkeit ist der wohlerzogene Säugling glücklicher als der, dem jeder Wille getan wird, und ein Kind, das in der Wahl seiner Eltern vorsichtig sein will, sucht sich welche aus, die es von Anfang an erziehen.

Daß man ein Kind schon im Säuglingsalter verziehen kann, hat wohl jeder mal erfahren, nun warum sollte man es dann nicht auch erziehen können? Freilich die Methoden sind etwas andere als beim größeren Kind, mit Strafen und Belohnungen kann man zunächst nichts erreichen, und bei seinem Ehrgefühl packen läßt sich der Säugling auch nicht, weil er noch keins hat.

Die Macht der Gewohnheit.

Man erzieht ihn mit einem anderen Mittel: der Gewohnheit. Wird er beizeiten an ganz regelmäßige Mahlzeiten gewöhnt, so protestiert er gegen einen Bruch dieser Regelmäßigkeit ebenso wie der verzogene Säugling gegen das Versagen eines Wunsches. Ist er gewöhnt abgehalten zu werden, so wird es nicht lange währen, bis die aufmerksame Mutter an gewissen Bewegungen und Lauten erkennen kann, wann er den Wunsch danach hat. Wie bequem hat es die Mutter, deren Säugling gesund und gut gezogen ist! Und wie unbequem im entgegengesetzten Fall! Je gesünder ein Säugling ist, desto artiger ist er bei richtiger, desto unbequemer bei falscher Erziehung.

Für die Gesundheit des Kindes kann die Mutter viel tun, für die Erziehung tut sie alles. Und es ist in ihrem eigensten

Interesse, denn wie man sich bettet so liegt man! Wer sein Kind nicht erzieht, darf nachher nicht schelten, daß es „ungezogen“ ist. Denn was kann das arme Kind dafür, daß es nicht gezogen worden ist? Die Eltern haben doch das „Ziehen“ versäumt.

„Das Trachten des Menschen ist böse von Jugend an.“ ? ?

Wollte man den guten Frauen alles glauben, so werden allerdings manche Kinder schon als abgefeimte Bösewichter aus dem Storchenteich gefischt. Ihr Sinnen und Trachten geht nur darauf, das ganze Haus zu tyrannisieren. So z. B. die kleine Henny. Ihre Mutter sah blaß und übernächtig aus, denn sie „mußte“ das Kind die ganze Nacht herum tragen, sonst schrie es stundenlang, nur am Tage geruhte es zu schlafen.

Sollen wir solch eine Mutter bedauern? Ja, aber nicht weil sie gar so ein böses Kind hat, sondern weil sie mit einem normalen Kind nicht fertig wird, und noch allerlei wird ausstehen müssen, wenn sie ihm immer seinen Willen tut.

Wie die schlechte Gewohnheit entsteht.

Unarten wie diese entstehen dadurch, daß zunächst das Kind aus irgendeinem Grunde schreit. Es ist vielleicht wund oder hat zuviel getrunken oder ist zu fest gewickelt oder sonst etwas. Die Mutter ist nicht erfahren genug, um den Grund des Geschrei's herauszukriegen. Sie probiert daher alle Beruhigungsmittel, die ihr einfallen, bis eins hilft: sie bietet ihm Nahrung an oder einen Schnuller, sie wiegt es oder trägt es herum. Das gefällt dem Kind und es vergißt sein Unbehagen, das inzwischen vielleicht auch aufgehört hat. Wenn es dasselbe nun öfters erlebt, fängt es schließlich an, durch Geschrei nach dem Beruhigungsmittel zu verlangen, auch wenn es sonst keinen Grund zum Schreien hat. Schon ist die Unart Gewohnheit!

Man soll das Übel abstellen, nicht das Kind beruhigen.

Schlechte Beruhigungsmittel: Füttern außer der Zeit

Von den vier genannten Beruhigungsmitteln ist das schlimmste das Füttern außer der Zeit. Je mehr es zur Gewohnheit wird, desto sicherer führt es beim Kind zu Überfütterung oder Verdauungsstörung, bei der Mutter zum Nachlassen der Brust.

Der Schnuller ist entbehrlich. Das verhältnismäßig harmloseste ist der Schnuller. Sein Fehler ist, daß er leicht mal auf die Erde fällt und dann oft ohne gesäubert zu werden wieder in's Kindermäulchen wandert. Dieser Fehler läßt sich vermeiden, doch vermeidet man ebensogut den ganzen Schnuller, der bei gesunden Kindern völlig entbehrlich ist. Anders ist es bei sehr nervösen Kindern, die manchmal, ohne verzogen zu sein oder einen Grund zu haben, aus innerer Unruhe schreien. Da kann der Tröster u. U. sogar ärztlich verordnet werden.

Herumtragen. Das Wiegen der Kinder ist heute aus der Mode gekommen, nicht so das Herumtragen und Schaukeln, was auf ganz dasselbe herauskommt. Beides ist nicht grade gefährlich für den Säugling, aber lästig für die Mutter. Denn wenn sie diesen Sklavendienst einmal eingeführt hat, muß sie ihn ohne Gnade immer verrichten.

Je jünger das Kind, desto besser läßt es sich gewöhnen. Je älter ein Säugling ist, desto schwerer hält es, einmal eingewurzelte Unarten wieder zu beseitigen; je jünger er ist, desto leichter. Die Erinnerungsfähigkeit, mit der das Kind die schlechte Gewohnheit bewahrt, wird ja mit zunehmendem Alter immer besser. Es ist also ganz falsch zu sagen: „Jetzt wollen wir das Kind gewähren lassen; später, wenn es verständiger ist, dann wollen wir es erziehen." Wenn man von vornherein keine Unarten aufkommen läßt, geht es am allerleichtesten.

Das Verständigerwerden des Kindes bringt jedoch etwas Neues, das sich nicht durch gute Gewöhnung vermeiden läßt: das ist die *bewußte* Unart. Damit werden neue Erziehungsmittel notwendig, nämlich Belohnung und Strafe. Am Ende des ersten Jahres verstehen kluge Kinder schon ganz gut, wenn man ihnen etwas verbietet; das sieht man an ihrem verschmitzten Ausdruck, wenn sie etwas Unerlaubtes probieren. Als Belohnung oder Strafe genügt bei empfindlichen Kindern der freundliche oder scheltende Ton der Rede; bei dickfelligeren Kindern kann man einen Klaps auf den angeblich dazu von Gott geschaffenen

Körperteil anwenden, aber nur, wenn das Kind ganz sicher schon versteht, daß es unartig war und deshalb gestraft wird.

Geistige Anregung.

Wie schnell sich ein Kind geistig entwickelt, hängt nicht allein von seinen Anlagen ab, sondern auch von der Anregung die es bekommt. Es gehört also mit zur Erziehung, sich mit ihm zu beschäftigen und seine geistigen Fortschritte zu überwachen. Ebenso wie der Körper muß sich der Geist betätigen, wenn er wachsen soll. Ein Unterschied ist aber dabei: die körperliche Entwicklung darf man ruhig in jeder Weise fördern, die geistige aber nicht! Kinder, deren Geist zu früh und zu sehr beansprucht wird, werden leicht nervös und entwickeln sich später nicht so, wie sie zu versprechen scheinen. Es ist also immer noch besser, einen Säugling ganz stumpfsinnig liegen zu lassen, als sich zuviel mit ihm abzugeben, ihn auf allerlei Kunststücke zu dressieren und dergleichen. Vor allem darf durch das Spielen damit der Schlaf des Kindes nicht zu kurz kommen, denn die lange Ruhezeit ist für seine geistige wie körperliche Entwicklung unbedingt erforderlich. Im ersten Vierteljahr schläft das Kind 22—23 Stunden, es erwacht nur notdürftig zu den Mahlzeiten. Wer es wach zu bewundern wünscht, muß sich um diese Zeit einstellen: einen Säugling des Besuchs wegen aus dem Schlaf zu stören ist grade so rücksichtsvoll als wenn wir um 2 Uhr nachts bei jemand einen Besuch machten, dem wir bestimmt ganz gleichgültig sind. — Später liegt das Kind zuerst einige Stunden des Tages, dann immer länger wach, am Ende des Jahres braucht es noch 14—16 Stunden Schlaf.

Zu wenig besser als zuviel.

Schlafbedürfnis.

Das Neugeborene ist meistens nicht zu sprechen.

Spielzeug.

Sobald es aus dem „dummen Vierteljahr" heraus ist, d. h. der Zeit des Dauerschlafes, beginnt es Interesse für Spielzeug zu entwickeln. Dieses hängt man, ehe das Kind sitzen kann, an einer Schnur quer über dem Bett auf. Dann kann das Kind Auge und Hand daran üben, ohne das Spielzeug im Bett zu verlieren oder auf den Boden zu werfen. Alles Säuglingsspielzeug muß so beschaffen sein, daß es sowohl abgeleckt als abgewaschen werden kann, es muß auch vertragen, daß man es wirft oder sich drauf setzt, denn das kann alles vorkommen! Also keine Tiere aus Filz und Wolle, nichts aus Porzellan, Glas und Blech! Schlüsselbünde werden zwar von den Kindern sehr geschätzt, aber sind nicht sauber genug. Von Haushaltsgegenständen sind ein harmloses Spielzeug eigentlich nur Löffel. Am elegantesten sind Spielsachen aus Gummi oder Zelluloid, aber auch aus alten Garnrollen und großen Beinknöpfen kann man Spielzeug machen, das ganz seinen Zweck erfüllt.

Ist das Kind in's Kriechalter gekommen, so braucht es Spielsachen, mit denen es herumkramen kann, die es besieht, befaßt, belutscht, aufeinanderpackt und wieder umwirft. Am geeignetsten dazu sind einfache Bauklötze und Bälle aus Gummi und Zelluloid (nicht aus Wolle!). Puppen, Tiere, Bilderbücher verwahre man für die Zeit, wo sich das richtige Verständnis dafür zeigt, vorher werden sie bloß verdorben.

VII. Entwicklung im ersten Jahr.

Anfänger beim Rechnen,

Wenn jemand, der erst rechnen lernt, eine Aufgabe lösen soll, macht er es so: erst führt er die Rechnung aus, wie man's ihm gezeigt hat, dann macht er die Probe, um sich zu überzeugen, daß er's richtig raus hat, und dann läßt er die Arbeit vom Rechenlehrer nachsehen.

beim Englisch!

Ähnlich macht man's, wenn man einen wichtigen Brief in fremder Sprache schreiben soll. Man schreibt ihn so gut man kann; man liest ihn nochmals durch und vergleicht mit dem Wörterbuch und der Grammatik. Schließlich bittet man jemand, der die Sprache fließend spricht, ihn durchzusehen, ob doch noch Fehler stehen geblieben sind.

Aber — wenn man zum erstenmal ein Kind pflegt, macht man es ganz anders. Im besten Fall richtet man sich nach den Ratschlägen von Freundinnen oder einem entsprechenden Buch, aber nun meint man auch, müsse alles von selbst richtig gehen! Anfänger in der Kinderpflege!

Ist das schlau? Wo bleibt die Probe? Und die fachmännische Kritik? Wie kannst du sicher sein, daß nicht trotz deiner gewissenhaften Befolgung der Regeln Fehler „stehen geblieben" sind, die du nicht entdeckst, weil du noch nicht genug davon verstehst?

„Die Probe machen" das ist hier soviel als: beurteilen, ob sich das Kind gesund und seinem Alter entsprechend entwickelt. Um das zu können, muß man natürlich allerhand wissen, z. B.

Größe.

Das gesunde Kind wächst im Laufe des ersten Jahres etwa um die Hälfte seiner Länge, also z. B. von 50 cm auf 75 cm. Entwicklungsschema.

Gewicht.

Im ersten halben Jahr nimmt es durchschnittlich etwa 600 g im Monat zu, das ist etwa 20 g jeden Tag, etwa 140 g jede Woche. Nach fünf Monaten hat es sein Geburtsgewicht verdoppelt, nach einem Jahr verdreifacht.

Leistungen.

I. Vierteljahr.

Das Neugeborene kann noch gar nichts. Im Lauf der ersten zwei, spätestens im dritten Monat lernt das Kind mit den Augen einem vorgehaltenen Gegenstand zu folgen und in Bauchlage den Kopf hochzuheben.

II. Vierteljahr.

Das Kind beginnt vorgehaltene Gegenstände zu ergreifen. Es spielt mit den Händchen und lallt.

Wenn man es unter den Armen aufhebt, stemmt es die Füße gegen den Boden. Am Ende des ersten Halbjahres kann es ihm vertraute Personen von fremden unterscheiden.

III. Vierteljahr.

Am Anfang des zweiten Halbjahres pflegt der erste Zahn zu erscheinen, von da an durchschnittlich jeden Monat einer.

Nun erwirbt das Kind die Fähigkeit sich aufzusetzen und zu stellen. Viele, besonders die kräftigen Kinder, lernen das Stehen vor dem Sitzen.

Es kennt und liebt sein Spielzeug.

IV. Vierteljahr.

Das Kind läuft an Gegenständen entlang. Am Ende des ersten Jahres geht es die ersten Schritte frei und spricht die ersten bewußten Worte.

Es ist dann 70—75 cm lang, wiegt 9—10 kg und hat ungefähr 6 Zähne.

Ob ein Kind gröbere Abweichungen von diesem Schema zeigt, ist natürlich leicht festzustellen. Wenn das aber entdeckt wird, ist schon viel kostbare Zeit verloren worden. Die ersten Anzeichen, daß es ihm weniger gut geht, die voraussehen lassen, daß die Entwickelung zurückbleiben wird, sind nicht so leicht zu bemerken.

Die feinere Beurteilung des Kindes.

Da ist z. B. die Farbe der Haut und der Lippen, welche weder zu rot noch zu blaß sein dürfen. Dann ist die Festigkeit des Fleisches und die Dicke des Fettpolsters zu beachten. Die Beschaffenheit der Haare und der Nägel können dem Kenner wichtige Fingerzeige geben. Auch die Stimmung des Säuglings ist oft bezeichnend für seinen Gesundheitszustand, ferner seine freiwilligen Bewegungen. Der gesunde Säugling hält die Mitte zwischen dem krankhaft schlaffen und dem nervösen, übermäßig zappligen usw.

All dies kann nur beurteilen, wer viele gesunde Kinder genau beobachtet hat. Wer ein Anfänger im Studium der Säuglinge ist, muß wie der Abc-Schütz mit seiner Tafel zum Herrn Lehrer geh'n: „Sieh' meine „i"s an! Sind sie schön geworden?"

Was in einem Jahr aus dem Kinde werden kann.

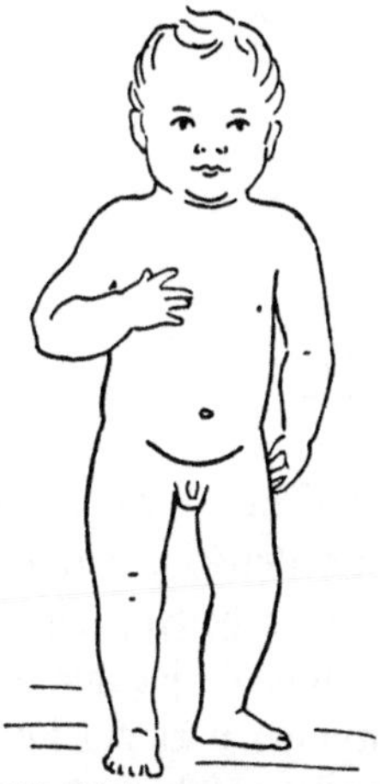

Einjähriges normales Kind. Richtig ernährt und gepflegt. Gewicht 10 kg. Läuft allein.

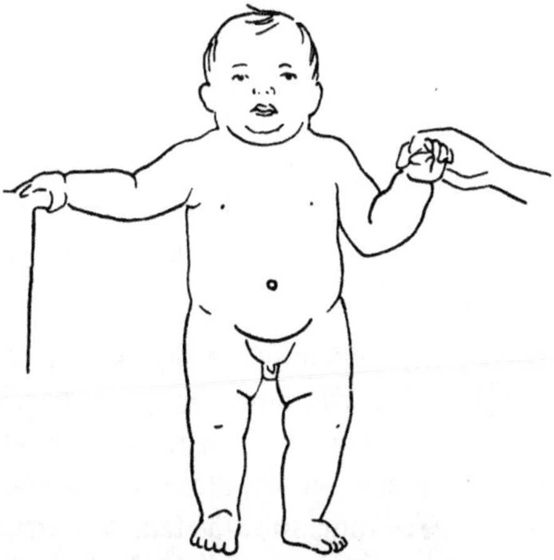

Einjähriges Kind mit Fettsucht infolge Überfütterung. Gewicht 14 kg. Geht nur mit Unterstützung.

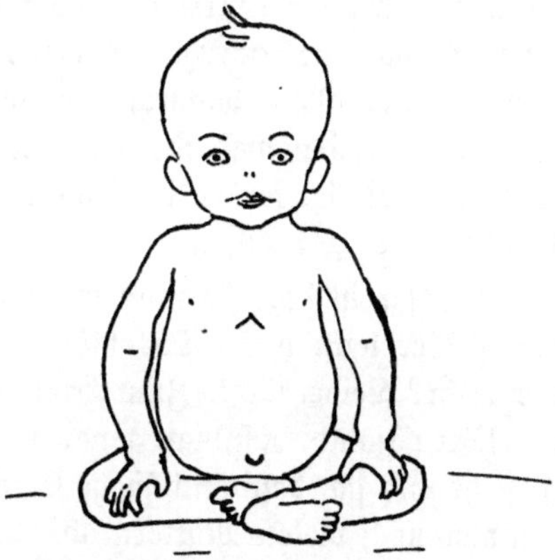

Einjähriges Kind mit Rachitis, entstanden durch Fehler bei der Pflege und Ernährung. Gewicht 7 kg. Kann nicht stehen.

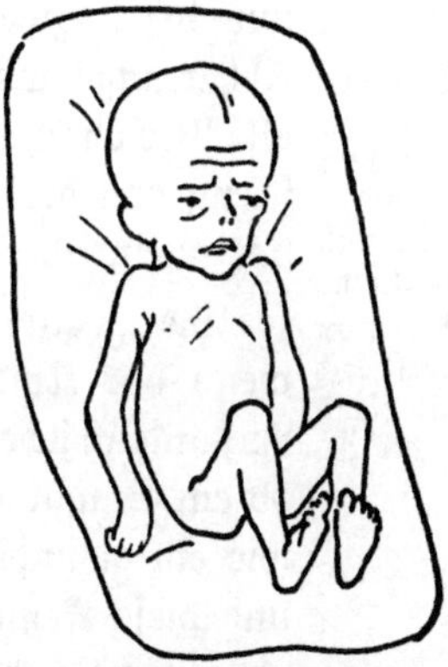

Einjähriges Kind mit Abzehrung, entstanden durch Vernachlässigung und falsche Ernährung. Gewicht 3 kg. Kann nichts.

VIII. Krankheiten.

Verhütung von Krankheiten.

Was muß die Mutter von Krankheiten wissen? Sehr wenig! Ihre wichtigste Aufgabe dabei ist, Krankheiten zu verhüten. Es sind vor allem zwei Gruppen von Krankheiten, die die Säuglinge befallen: Ernährungsstörungen und die sogenannten Erkältungskrankheiten. Die Ernährungsstörungen vermeidet man am sichersten durch Ernährung an der Brust. Wo das nicht möglich ist, durch rechtzeitige Einholung und Befolgung sachverständigen Rates. Die „Erkältungs"krankheiten sind gewöhnlich nicht die Folge von Erkältungen, sondern von Ansteckung durch Erwachsene oder andere Kinder. Man verhütet sie also nicht nur durch zweckmäßige Bekleidung und richtig angewendete Abhärtungsmaßnahmen, sondern vor allem dadurch, daß man alle Personen, die Schnupfen, Husten, Halsweh oder dgl. haben, streng von dem Kinde fern hält. Sie dürfen es nicht anfassen, vor allem aber nicht anhauchen oder gar küssen.

Wer erkältet ist, darf dem Kind nicht nah kommen.

Wie man merkt, ob das Kind krank ist.

Die zweite Aufgabe der Mutter ist die: sie muß erkennen, wenn das Kind krank ist. — Wer lacht da? Das täte selbstverständlich jede Mutter, meint ihr? Leider nicht. Zum Erkennen, ob ein Säugling krank ist, gehört nämlich, daß man genau weiß, wie ein gesundes Kind aussieht und sich benimmt (siehe S. 53) und diese Kenntnis geht immer noch vielen Müttern ab. Wie viele Kinder werden dem Arzt gezeigt mit der Angabe, sie seien „nie krank" gewesen und der erste Blick zeigt diesem, daß sie nie gesund gewesen sind! Es gibt Krankheiten, die ohne alle auffallenden Erscheinungen einhergehen, ohne Husten, ohne Fieber, ohne Durchfall usw., und die nur an dem veränderten Gebaren und mangelnden Gedeihen des Kindes erkannt werden müssen. Darum ist die Kenntnis des gesunden Kindes für jede Kinderpflegerin unerläßlich.

Leicht oder gefährlich?

Wenn erkannt ist, daß das Kind krank ist, dann ist die Feststellung, was es hat und wie es behandelt werden muß, Sache des Arztes. Es ist aber gut, wenn die Mutter doch auch eine kleine Ahnung hat, so daß sie z. B. Flohstiche von Masern unterscheiden kann und beurteilen kann, wann schleunige ärztliche Hilfe beschafft werden muß und wann sie zunächst abwarten darf.

Krankheiten, die es nicht gibt.

Meine Leserinnen brauchen nicht zu fürchten, daß sie hier eingegrault werden sollen mit Schilderungen all der schrecklichen Krankheiten, die es gibt. Es muß jedoch etwas die Rede sein von Krankheiten, die es nicht gibt. Früher hörte man in Kinderstuben viel von „Zahnfieber", „Zahndurchfällen", die Kinder „zahnten durch die Brust", „durch die Haut", und die gefürchteten „Zahnkrämpfe" forderten jährlich viele Opfer. Sollte man es für möglich halten, daß die genaueste Beobachtung und Untersuchung vieler hunderte von Kindern ergeben hat, daß es diese Krankheiten nicht gibt? Freilich, Fieber, Husten, Durchfälle und Krämpfe gibt es wohl, aber sie kommen nicht von den Zähnen. Also braucht die Mutter auch keine Angst zu haben, daß ihr Kind erkranken wird, wenn es in das gefährliche Alter des Zahndurchbruchs kommt. Das Zahnen ist ganz ungefährlich. Die bleibenden Zähne, die im 7. oder 8. Jahr kommen und die Weisheitszähne bekommt man ja auch ganz ohne Beschwerden. Das Durchbrechen der Zähne ist ein natürlicher Wachstumsvorgang wie z. B. auch das Längerwerden der Haare und Nägel, keins von diesen dreien kann den Körper krank machen.

Das Zahnen macht nicht krank.

„Das wäre ja schön", sagen nun die Mütter, „aber wie sollen wir das glauben? Wir haben es zu oft gesehen, daß unsre Kinder krank waren, wenn kürzlich ein Zahn gekommen war oder bald einer durchbrechen wollte". — Aha, da haben wir's schon! Jedes Kind kann natürlich mal krank werden. Während der ganzen Zahnungszeit (etwa vom 7. bis zum 30. Monat, also zwei Jahre lang) kommt nun durchschnittlich alle vier Wochen ein Zahn. Die Krankheit hat es also schwer zu einer Zeit aufzutreten, wo nicht grade ein Zahn dagewesen ist und einer erwartet wird; darum paßt die Erklärung „es kommt vom Zahnen" so gut wie immer.

Warum der Glaube an die Zahnkrankheiten gefährlich ist.

Es wäre nun ziemlich gleichgültig, ob man eine Krankheit, die das Kind befällt, auf die Zähne schiebt oder nicht, wenn dieser Aberglaube die Mutter nicht oft zum ruhigen Abwarten veranlaßte, wo tätiges Eingreifen des Arztes nötig wäre.

„Jeder Mensch muß ja Zähne kriegen", sagt sich so manche Mutter, „wenn sie durch sind, werden die Krämpfe von selbst aufhören". Grade an Krämpfen sterben deshalb viele Kinder, die bei rechtzeitiger Behandlung geheilt worden wären, denn der Arzt kennt die wahre Ursache der Krampfkrankheit und kann sie beseitigen.

Fieber.

Auch wenn das Kind fiebert, kann es schlimme Folgen haben, wenn man sich dabei beruhigt, daß es von den Zähnen kommt. Meistens handelt es sich dabei ja um leichte Erkrankungen, Schnupfen oder geschwollene Mandeln, die tatsächlich nach ein paar Tagen von selbst wieder gut werden, es kann aber auch mal eine Lungenentzündung oder sonst was Ernstes dahinter stecken. Eine geübte Pflegerin kann dem Kind ansehen, ob es leicht oder schwer erkrankt ist; die Höhe des Fiebers ist dafür nicht maßgebend.

Durchfälle.

Ebenso kann es gefährlich werden, wenn man einen Durchfall unbehandelt läßt. Auch leichte Durchfälle müssen immer gleich behandelt werden, und sind um so ernster zu nehmen, je jünger das Kind ist.

Wenns Kind krank ist.

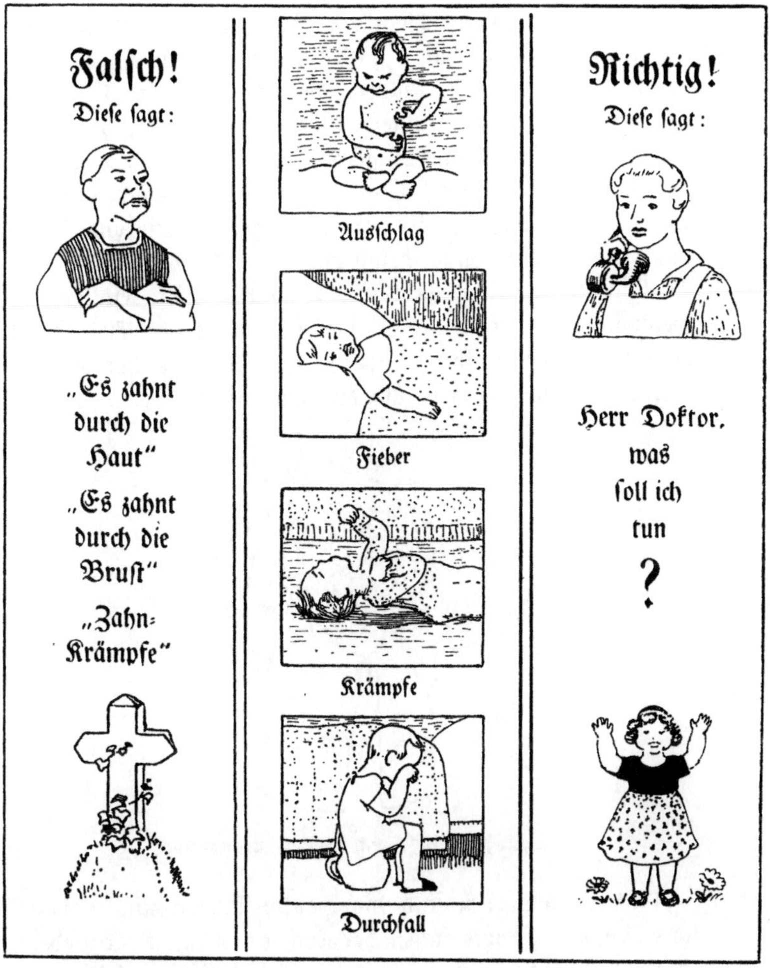

Bei Ausschlägen der Kinder ist es weniger der Gedanke an die Zähne, als die Furcht zu schaden, welche verhindert, daß ärztliche Behandlung aufgesucht wird. Weit verbreitet

Aus-schläge.

ist der Glaube, daß ein Ausschlag, wenn man ihn zum Abheilen bringt, „nach innen schlägt“, d. h. eine Erkrankung innerer Organe zur Folge hat. Die Wissenschaft hat wiederum an vielen Hunderten von Kindern den Beweis erbracht, daß das ein Irrtum ist. Es liegt dieser Vorstellung der richtige Gedanke zugrunde, daß im Körper gewisse Stoffe entstehen, die ausgeschieden werden müssen, weil sie ihn krank machen würden, wenn sie drin blieben. Der Körper besitzt verschiedene Organe, die diese Ausscheidung bewirken, eines davon ist die Haut. Es ist nun klar, daß diese ihre Aufgabe besser erfüllen kann, wenn sie heil und gesund als wenn sie krank ist. Eine Gefahr, daß durch die Heilung innere Erkrankungen hervorgerufen werden könnten, besteht also durchaus nicht.

„Nach innen schlagen“ gibt es nicht.

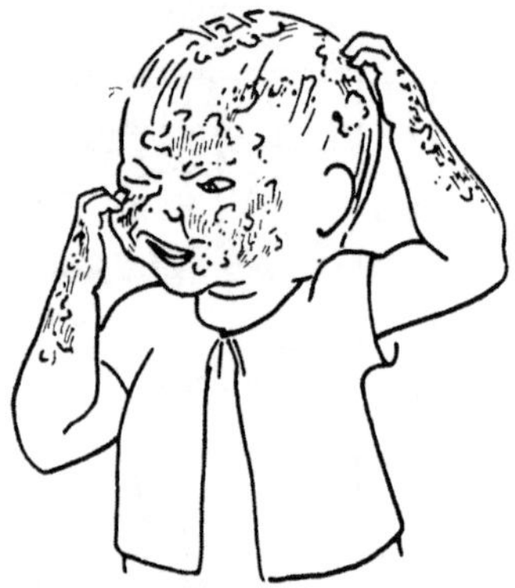

„Kopfgrind“, juckender Hautausschag.

Gerade gefährlich sind die Hautausschläge nicht, aber sie stören doch das Wohlbefinden der Kinder und damit das Gedeihen so erheblich, daß man sie in jedem Fall beseitigen soll.

Behandlung der Krankheiten.

Wie die Krankheiten behandelt werden, ist Sache des Arztes zu bestimmen. Nur einiges muß die Mutter wissen, was sie vor seinem Eintreffen tun und nicht tun soll.

Bei Schnupfen und Husten: Keine Hausmittel (Zwiebeln, Schneckensaft, Brusttee, Fenchelhonig usw.) geben!

Fieber: Keine Rumpfpackungen. Statt dessen, wenn nötig, kühle Aufschläge.

Reichlich Tee trinken lassen, auch Wasser ist erlaubt. Weglassen der festen Nahrung (Brei und Gemüse).

Durchfall: 8—24 Stunden statt der Nahrung nur Tee mit Saccharin, dann nach ärztlicher Vorschrift.

In leichten Fällen nach der Teepause $^2/_3$ der sonst gegebenen flüssigen Nahrungsmenge, in der aber der Zucker durch Süßstoff ersetzt ist. Rückkehr zur Normalkost im Laufe einiger Tage.

In den allerleichtesten Fällen kommt man ohne Teepause allein durch Fortlassen des Zuckers und Gemüses zum Ziel.

Entscheiden, ob ein leichterer oder schwererer Durchfall vorliegt, kann die Mutter nur, wenn sie eine gewisse Übung in der Beurteilung kranker Säuglinge hat. Ist sie noch unerfahren, so ist es immer besser, die Krankheit zu ernst zu nehmen, als zu leicht, denn wenn die weniger gründliche Behandlung versucht wird und ohne Erfolg bleibt, ist kostbare Zeit verloren und das Kind unnötig geschwächt.

Hausapotheke.

Es ist gut, wenn für Krankheitsfälle folgende Dinge im Hause sind:

ein Fieberthermometer,
schwarzer und Fencheltee,
Süßstoff, Glyzerin, Spiritus, Vaseline,
eine Klistierspritze mit weichem Ansatzstück (besser als ein Klistierbällchen).

Eine Mischung von $1/2$ Spiritus $1/2$ Glyzerin wird zu Abreibungen verwendet, auch zu Umschlägen an Stelle von essigsaurer Tonerde, welche die Haut reizt.

Schluß. Je besser die Mutter Bescheid weiß, desto weniger wird sie sich durch kleine harmlose Störungen im Befinden ihres Lieblings aus der Ruhe bringen lassen. Die Kenntnis vom gesunden und kranken Kinde und seiner Pflege erspart ihr viel Herzensangst. Dann kann sie, ohne selbst leichtsinnig zu sein, über die übertriebene Ängstlichkeit der Affenmütter lächeln, die Gellert uns so allerliebst schildert.

Die Affen und die Bären.

C. F. Gellert.

Die Affen baten einst die Bären,
sie möchten gnädigst sich bemühn,
und ihnen doch die Kunst erklären,
in der die Nation der Bären
die ganze Welt des Walds zu übertreffen schien;
die Kunst, in der sie noch so unerfahren waren,
die Jungen groß und stark zu ziehn.

Vielleicht, hub von den Affenmüttern
die weiseste bedächtig an,
vielleicht, ich sag es voller Zittern,
wächst unsre Jugend bloß darum so siech heran,
weil wir sie gar zu wenig füttern.
Vielleicht ist's auch der Mangel der Geduld,
sie sanft zu wiegen und zu tragen,
vielleicht auch unsre Milch an ihren Fiebern schuld.
Vielleicht schwächt auch das Obst den Magen.
Vielleicht ist auch die Luft, die unsre Kinder trifft,
(wer kann sie vor der Luft bewahren?)
ein Gift in ihren ersten Jahren;
und dann auf Lebenszeit ein Gift,
vielleicht ist, ohne daß wir's denken,
auch die Bewegung ihre Pest.

Sie können sich durch Springen und durch Schwenken
oft etwas in der Brust verrenken,
wie sich sehr leicht begreifen läßt;
denn unsre Nerven sind nicht fest.
Hier fängt sie zärtlich an zu weinen,
nimmt eins von ihren lieben Kleinen,
das sie so lang und herzlich an sich drückt,
bis ihr geliebtes Kind erstickt.
Du, sprach die Bärin, kannst noch fragen,
warum ihr so bestraft mit kranken Kindern seid?
Nicht liegt es an der Milch, und nicht an Obst und Magen;
ihr tötet sie durch eure Weichlichkeit,
durch eure Liebe vor der Zeit.
Gebt acht auf unsre jungen Haufen;
wir nehmen sie, sobald sie laufen,
mit uns, in Hitz und Frost, durch Fluren und durch Wald,
so werden sie gesund und alt.

Was macht die Kinder siech? Vielleicht Natur und Zeit?
Nein, mehr der Eltern Weichlichkeit.
O Reicher, soll dein Kind gesund in Städten blühen:
so zieh es in der Stadt, wie es die Dörfer ziehen.

Grundriß der Säuglings- und Kleinkinderkunde

nebst einem Grundriß der Fürsorge für Säuglinge und Kleinkinder

Von

Prof. Dr. St. Engel und **Dr. Marie Baum**
Dortmund Karlsruhe

Vierzehnte, umgearbeitete Auflage

Mit 101 teils farbigen Abbildungen im Text und 6 Tafeln
VIII, 232 Seiten. 1929. Gebunden *RM* 9.80

Inhalt:

Erster Teil: **Säuglings- und Kleinkinderkunde.** Von Prof. Dr. **St. Engel.** 1. Einleitung. I. Der Säugling, seine körperliche und geistige Entwicklung. II. Die Grundlagen der Ernährung. III. Die Ernährung an der Brust. IV. Unterschiede der natürlichen und unnatürlichen (künstlichen) Ernährung. V. Die unnatürliche Ernährung. VI. Gemischte Ernährung, Brust und Flasche. VII. Die Verdauung des Säuglings. VIII. Der Erfolg der Ernährung. IX. Sitten und Unsitten der Säuglingsernährung. X. Der Neugeborene. XI. Die frühgeborenen (untergewichtigen) Kinder. XII. Krankheiten im Säuglingsalter. XIII. Sitten und Unsitten auf dem Gebiete der Säuglingskrankheiten. XIV. Die Pflege des gesunden Säuglings. XV. Die Pflege der Neu- und Frühgeborenen. XVI. Die Pflege des kranken Säuglings. XVII. Die Zukunft des Säuglings. XVIII. Kleinkinderkunde. XIX. Die Entwicklung der körperlichen und geistigen Fähigkeiten von der Geburt bis zum vollendeten zweiten Lebensjahre. XX. Die Säuglings- und Kleinkinderpflegerin.

Zweiter Teil: **Gesundheitsfürsorge für Säuglinge und Kleinkinder.** Von Dr. **Marie Baum.** I. Säugling und Kleinkind in ihrer sozialen Bedingtheit. II. Die praktischen Folgerungen. III. Träger und Organe der Kinderfürsorge. — Sachverzeichnis.